DE

L'HÉMATURIE CHYLEUSE

SA GÉNÈSE ET SON TRAITEMENT

PAR

Ulysse COLLIGNON

DOCTEUR EN MÉDECINE DE LA FACULTÉ DE PARIS

PARIS
ALPHONSE DERENNE
52, Boulevard Saint-Michel, 52
1881

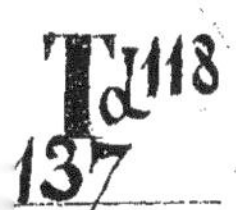

DE

L'HÉMATURIE CHYLEUSE

SA GÉNÈSE ET SON TRAITEMENT

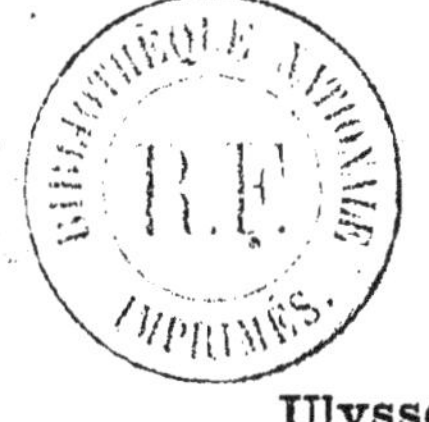

PAR

Ulysse COLLIGNON

DOCTEUR EN MÉDECINE DE LA FACULTÉ DE PARIS

PARIS

ALPHONSE DERENNE

52, Boulevard Saint-Michel, 52

1881

A MON PÈRE, A MA MÈRE

A MA SŒUR

A MES AMIS

A MON PRÉSIDENT DE THÈSE

M. LE PROFESSEUR LABOULBÈNE

A MES MAITRES

DE

L'HÉMATURIE CHYLEUSE

SA GÉNÈSE ET SON TRAITEMENT

PRÉFACE

En cherchant quelques renseignements dans la *Gazette médicale* de Paris, le hasard me fit un jour trouver le passage remarquable dans lequel le professeur Gubler expose sa théorie de la chylurie. Les idées émises par ce savant me frappèrent fortement, et dès lors je fus animé du désir d'étudier cette singulière affection. Malheureusement pour moi il est très-rare de rencontrer sous notre ciel des personnes atteintes de cette maladie caractérisée par la présence dans l'urine d'une matière semblable à celle que l'on trouve dans les vaisseaux chylifères; il m'eût donc été très-difficile, sinon impossible de donner suite à la résolution prise par moi si la fortune n'était venue à mon secours. J'eus le bonheur d'être mis en relations avec un étudiant en médecine, jeune homme très-distingué de la Réunion; je lui fis part de mes intentions et lui me promit de me seconder en me fournissant tous les renseignements désirables. De retour dans son pays, mon ami suivit assidument la clinique du docteur Chauvet, médecin éminent de l'île de la Réunion. Durant deux ans, le maître et l'élève portèrent toute leur attention sur l'examen des personnes présentant des urines chyleuses, principalement sur celui des ganglions lymphatiques. On peut dire que le docteur Chauvet observa et que ce fut mon ami qui recueillit les observations que je vais exposer dans le cours de ce travail.

Je dois donc à ces deux hommes de cœur, qu'anime le plus ardent amour de la science, la plus profonde reconnaissance ; grâce à eux, je puis aborder l'étude d'un sujet pour ainsi dire nouveau (si l'on considère la manière imparfaite dont est connue cette affection).

Certes je n'ai pas la prétention d'avoir trouvé la clef de cette maladie, je n'ai et je ne puis avoir d'autre mérite que celui qui résulte des efforts que j'ai faits pour contribuer à l'étude de l'hématurie chyleuse.

CHAPITRE I

CONSIDÉRATIONS GÉNÉRALES

L'hématurie chyleuse est une maladie que l'on rencontre rarement dans les pays froids ou tempérés ; elle est au contraire très-fréquente dans certains pays chauds.

Voici ce qu'en dit Proust dans son Traité d'hygiène :

« L'hématurie chyleuse est endémique dans certaines contrées tropicales : au Brésil, au cap de Bonne-Espérance, dans l'Inde, à l'île de la Réunion, à l'île Maurice, et à Madagascar. Salesse (de Maurice) affirme que les trois quarts de son pays en sont affectés. On n'a rien observé de semblable à la Réunion, les enfants y sont quelquefois atteints d'hématurie simple idiopathique. Le caractère chyleux de l'urine n'apparaît que dans un âge plus avancé et, lorsque l'affection est déjà ancienne. A la Réunion l'âge adulte et le sexe masculin paraissent prédisposés à cette maladie ; elle attaque de préférence les individus de la classe aisée. Les Européens qui viennent dans l'âge adulte habiter le pays, ainsi que les créoles, y sont surtout prédisposés et parmi ces derniers les individus d'un tempérament lymphatique.

L'hématurie chyleuse assez fréquente sur le littoral ne se développe jamais dans les localités élevées. »

Si nous prenons la pathologie externe de Follin, nous

trouvons à la page 581 le passage suivant qui a trait à cette affection.

« Il paraît établi que l'ectasie lymphatique est plus fréquente dans les climats chauds que dans les climats froids. Trois des malades observés étaient, l'un du Brésil, les deux autres des îles Maurice et Bourbon. Si l'hypothèse de Gubler qui considère comme une lymphorrhagie l'émission d'urine laiteuse si commune à l'île de France, était démontrée, on aurait une preuve convaincante de l'influence d'une haute température sur le développement de ces varices. Les observations micrographiques qui accompagnent la note de Gubler témoignent en faveur de cette opinion et l'on devra maintenant rechercher, dans ces cas si singuliers d'urines laiteuses, s'il n'existerait pas un développement exagéré du système lymphatique sur certains points de la peau. Il est bon d'ajouter toutefois qu'on a observé ces varices lymphatiques à Paris, à Zurich, à Stuttgard et en Suède, où la chaleur n'est pas dominante. »

Dans le *Dictionnaire de médecine et de thérapeutique*, par Bouchut et Després, on trouve à l'article Chylurie : « Les urines chyleuses sont blanchâtres comme du lait et formées de matière grasse émulsionnée, visible au microscope sous forme de gouttelettes d'huile.

Ce ne sont pas des urines mélangées de lait, car on ne peut en extraire du beurre. La chylurie dépend souvent de l'hématurie des pays chauds à laquelle elle succède et aussi d'une altération fonctionnelle du foie qui produit un excès de matières grasses. Pour quelques médecins, la chylurie est une maladie parasitaire occasionnée par des hématozoaires que l'on retrouve dans l'urine.

D'après Lewis, ce parasite d'une taille microscopique, plus petit que la trichine, serait la cause véritable de la chylurie et peut-être aussi de quelques phénomènes encore inexpliqués que l'on observe dans un certain nombre de maladies tropicales.

Voici ce que dit le journal *The medical Press* sur cette intéressante découverte :

Le Dr Lewis a observé pour la première fois le parasite dans le sang d'un indigène affecté de diarrhée. Ayant eu plusieurs fois déjà l'occasion d'étudier un nouveau filaire dans les urines chyleuses, il ne put s'empêcher de reconnaître une grande analogie entre les deux espèces de vers. Il ne tarda pas à se convaincre d'ailleurs de leur identité ; et dans les cas de chylurie qu'il a observés depuis lors il a trouvé constamment le même entozoaire dans les urines et dans le sang.

Le Dr Lewis pense que le sang d'un homme peut contenir jusqu'à cent quarante mille de ces parasites. On les trouve dans toutes les parties du système circulatoire, dans les urines et les larmes. Pendant des années, ils peuvent pulluler dans l'organisme sans provoquer aucun trouble, mais à un moment donné, ils produisent en obstruant les capillaires des accidents graves, même mortels.

Cette opinion se rapproche de celle de Wucherer et d'Almeida qui considèrent l'hématurie et la chylurie comme étant déterminées par un parasite de l'urine hémorrhagique appartenant à l'ordre des filaires et étant un strongilide. Ces auteurs ne disent rien de l'état du sang.

Thérapeutique. — Les alcalins à haute dose et notamment l'eau de Vichy sont très bons pour combattre la disposition aux urines chyleuses. »

Voici le fameux passage de la *Gazette médicale de Paris* (année 1858, page 647) passage auquel j'ai fait allusion dans la préface de cet ouvrage. « A l'occasion d'une urine chyleuse présentée à la Société de biologie dans la séance du 10 août 1858, par son président M. Rayer, M. Gubler formule dans la séance suivante sur la nature des urines dites laiteuses, chyleuses, connues aussi sous le nom d'hématurie de l'Ile-de-France, une opinion qu'il a déjà émise au sein de la Société en 1856 et qui consiste à les considérer comme devant leur caractère à un mélange de lymphe. Gubler fonde son opinion, d'une part sur les analogies des éléments anormaux de ces urines avec ceux de la lymphe, et d'autre part sur la fréquence des maladies du système lymphatique dans les pays intertropicaux où règne l'affection désigée sous le nom d'hématurie.

Voici les résultats fournis par l'observation de l'urine apportée par M. Rayer. Les urines, lorsqu'elles viennent d'être agitées par le mouvement de la marche, offrent une opacité comparable à celle du lait et une coloration rosée analogue à la couleur de chair d'une teinte uniforme ; par le repos cette nuance rose abandonne successivement les parties supérieures du liquide, tandis que les couches inférieures se foncent de plus en plus. On voit alors apparaître au fond du vase un précipité sanguinolent assez considérable. Examinées au papier tournesol deux jours seulement après leur présentation (le lundi 12) ces urines sont légèrement alcalines et exhalent une odeur fade rappelant celle des eaux sulfureuses. Au microscope on constate que le dépôt rouge est presque uniquement formé par des globules hématiques, parfaitement reconnaissables par leur coloration, mais différents sous plusieurs rapports des mêmes éléments envisagés dans le sang lui-même à l'état normal. Ces globules hématiques, tous sphéroïdaux, ont généralement un diamètre visiblement inférieur à celui des corpuscules sanguins auxquels nous les comparons ; quelques-uns ne paraissent pas avoir plus de 1/200 de millimètre, plusieurs ont un aspect framboisé, mais la plupart sont régulièrement sphériques et lisses à leur surface ; leur contour est nettement limité par une bordure ombrée intense ; ce n'est que par exception qu'on aperçoit vaguement une seconde ligne circulaire concentrique, indice de l'excavation des disques sanguins normaux.

Parmi ces globules hématiques, on distingue des globules blancs plus volumineux analogues à ceux du sang et en outre des granules moléculaires, soit libres, soit soudés en amas informe plus ou moins étendu. Le liquide surnageant, blanc ou à peine nuancé de rose, ne présente que des granules moléculaires très nombreux, nageant en liberté, et quelques agglomérats qui semblent en être uniquement formés. On y découvre également un grand nombre d'animalcules infusoires d'une ténuité excessive et d'une forme impossible à déterminer, même à un grossissement de cinq cents diamètres.

Traité par l'éther, ce liquide lactescent ne laisse pas dissoudre toute la matière solide qui lui donne son opacité.

Il reste dans une grande partie de la hauteur du tube une substance floconneuse, assez semblable soit à l'albumine coagulée, soit à des phosphates. L'éther est surnagé par une couche légèrement jaunâtre, épaisse de près d'un millimètre pour une quantité d'urine de moins de trois centimètres. Chauffé avec la liqueur de Barreswill, il en change la coloration qu'il fait virer au violet ; mais l'ébullition prolongée ne détermine aucun précipité jaune. Par la chaleur seule, il se forme un coagulum abondant qui offre au microscope les caractères de l'albumine. Plusieurs particularités méritent toute notre attention dans l'examen de cette urine chyleuse : ce sont d'abord la grosseur des globules sanguins et leur forme spéciale ; ensuite celle des globules blancs, enfin l'existence de la matière grasse à l'état granuleux. Dans les liquides qui doivent leur opacité à un corps gras émulsionné, on s'attend généralement à rencontrer au microscope des globules huileux semblables à ceux du beurre dans le lait.

Cependant cette forme globulaire de la matière grasse ne se trouve pas dans la lymphe où on ne découvre que des granules excessivement fins dont on peut évaluer le diamètre à 1/600 de millimètre. C'est précisément cet état de division extrême que j'ai constaté dans l'urine apportée par Rayer.

Nous avons démontré, Quevenne et moi, que les globules sanguins font nécessairement partie de la lymphe, mais qu'ils représentent un volume moindre que dans le sang lui-même. Or les globules rouges dans l'urine morbide dont il s'agit en ce moment ressemblent parfaitement à ceux de la lymphe. Enfin on retrouve ici les globules blancs qui appartiennent au fluide lymphatique comme au fluide sanguin.

Par conséquent l'urine lactescente et sanguinolente à la fois, paraît devoir ses caractères à la présence de la lymphe ou de ses principaux éléments, opinion déjà émise par moi à la Société de biologie en 1856.

On pourrait penser, comme je l'ai dit alors, que les lymphatiques des reins sont devenus variqueux à la manière de ceux de la cuisse chez la femme dont Camille Desjardins a rapporté l'histoire et admettre qu'une lymphorrhagie habituelle vient ajouter ses produits à ceux de la sécrétion urinaire. Ce qui justifierait cette manière de voir, c'est que les pays où on observe les urines laiteuses, sont aussi ceux où paraissent se produire les dilatations des réseaux lymphatiques externes.

Il y a cependant quelques objections à faire valoir contre cette interprétation. L'urine, dira-t-on, offre plutôt l'aspect du chyle que celui de la lymphe.

Je ne nie pas qu'en général la lymphe humaine ne soit moins opaque ; mais je ferai remarquer que dans les cas de lymphorrhagie cutanée étudiés par nous, le liquide des vaisseaux blancs offrait justement une très-grande opacité. Il en était de même dans un autre exemple observé par M. Brown-Séquard en Amérique. On est donc porté à croire que dans les régions tropicales, la lymphe prend ce caractère chez les sujets affectés de varices lymphatiques, et que tout le système lymphatique, en un mot, se trouve altéré à la fois. On pourrait encore objecter que le sucre dont nous avons, Quévenne et moi, indiqué la présence dans la lymphe, manquait dans l'urine laiteuse. Mais, outre que cette difficulté s'appliquerait aussi bien à l'idée de la présence du chyle, il me semble tout naturel de voir disparaître, surtout au bout de deux ou trois jours, une substance aussi facile à transformer que la glycose. En résumé, les urines dites laiteuses, chyleuses etc., pourraient être considérées comme le résultat d'un diabète lymphatique ou d'une lymphorrhagie rénale. Quant à l'hématurie, elle ne serait qu'un cas particulier de la lymphorrhagie et ne présenterait pas une véritable exhalaison de sang par les vaisseaux veineux ou artériels de l'appareil urinaire. On pourrait s'expliquer l'apparence sanguinolente de l'urine, soit par la présence d'une lymphe plus chargée encore de globules hématiques, soit par l'accumulation de matériaux solides de cette lymphe, lesquels étant coagulés et déposés au fond de la vessie, dans l'intervalle des mictions, ne seraient rendus qu'à certains moments, par suite d'une contraction plus soutenue et d'une exonération plus complète de la vessie. »

Il était bon, dans une pareille question, d'aller puiser des renseignements chez Lionel S. Beale. Ce savant a analysé les urines d'un malade dont l'histoire a été rapportée par Cubitt ; l'analyse porta sur deux échantillons rendus, l'un dans la matinée, l'autre dans la journée.

Le premier donna une grande quantité de graisse ; le second, au contraire, n'en donna pas la moindre trace. L'éminent professeur anglais conclut de là que c'est après l'absorption du chyle que les matières grasses apparaissent dans les produits de la sécrétion urinaire en quantité considérable. Pour lui, le malade de Cubitt ne présentait pas l'altération rénale, se fondant : 1° sur l'absence de tous symptômes ; 2° sur les caractères microscopiques du dépôt ; 3° sur ce fait que l'albumine apparaissait seulement quand l'urine contenait des matières grasses. « Un grand nombre de malades, ajoute-t-il, dont nous avons rapporté les observations, ont été affectés de douleurs intenses dans la région lombaire, mais ce fait s'explique par un affaiblissement général coexistant avec cet état de l'urine, aussi bien que par l'existence supposée d'une altération organique des reins. D'ailleurs, la douleur accusée dans cette région présente plutôt les caractères de douleurs musculaires que de douleurs siégeant dans le rein même. Dans les autopsies qui ont été faites à la suite de cet état morbide, on n'a pas observé d'altération qui puisse expliquer la production de l'urine chyleuse. Aussi pensons-nous que cet état chyleux des urines ne dépend nullement d'une altération des reins. Nous n'acceptons pas la théorie du docteur Waters disant qu'à la suite du relâchement des capillaires rénaux, la fibrine, l'albumine, la graisse et les globules du sang traversent simplement les parois des vaisseaux. Nous concluons donc que les caractères chyleux de l'urine sont en connexion intime avec l'absorption du chyle. L'affaiblissement et l'émaciation montrent que les matières grasses, l'albumine et les autres substances nutritives sont détournées de leurs voies naturelles et éliminées dans l'urine au lieu d'être employées à la nutrition de l'économie. Il n'est pas possible de décider à présent si ces matériaux sont séparés du sang par les reins ou s'ils se rendent dans ces organes par quelque voie plus directe. » Nous avons fait connaître les appréciations de certains esprits éminents touchant cette grave question, nous terminerons par quelques considérations du docteur Mazaé Azéma.

« La coïncidence fréquente des urines chyleuses et des

tumeurs lymphatiques, dit-il, est bien digne de notre attention. Il y a entre elles une communauté d'origine, des liens de parenté, qui nous avaient entraîné dans nos vues étiologiques, à les confondre dans un berceau commun. En y regardant de plus près, en analysant les observations que nous avons recueillies, nous avons été affermi dans cette opinion. Nous ne prétendons cependant pas que cette coïncidence soit fatale, puisque l'expérience montre des cas d'urines chyleuses qui ne sont pas accompagnées de tumeur lymphatique, aussi bien que des exemples de tumeurs sans chylurie. Mais nous avons rencontré si souvent des malades atteints de ces tumeurs, et dont les urines avaient été ou devenaient chyleuses, que nous n'hésitons pas à admettre une certaine corrélation entre elles. Nous ne nous arrêterons pas à reprendre ici les objections qu'on peut opposer à l'origine parasitaire de la chylurie. L'examen microscopique a sans doute dévoilé chez ceux qui en sont atteints des œufs et des embryons de distome dans la vessie et dans les vaisseaux excréteurs de l'urine. Nous acceptons comme fondées les nouvelles découvertes de la filaire de Wucherer dans les coagula de la chylurie par Bancroff en Australie, par Lewis dans l'Inde, par Da Silva Lima au Brésil. Mais s'ensuit-il que la présence de ce nématoïde soit la cause directe, efficiente de cette endémie? Quelques auteurs emportés par les tendances actuelles qui font envahir la pathologie d'organismes zoo-parasitaires, y attachent, nous le croyons, une importance étiologique trop exclusive. Ils pourraient peut-être mieux expliquer la genèse de la chylurie en se reportant aux caractères particuliers que présente le système lymphatique dans les régions intertropicales. La dilatation générale des vaisseaux y est presque physiologique, et prend, dans les cas morbides, les proportions variqueuses que constate l'autopsie. Cette modification dans leur état facilite l'élimination par les voies d'excrétion d'une lymphe surabondante et superflue. Le rein en est le principal émonctoire.

D'un autre côté la lactescence et l'opacité de la lymphe dans ces régions démontrées par les recherches de Gubler et par les observations de Brown-Séquard en Amérique, consacrées par l'aspect et la consistance du liquide qui vint à sourdre de la surface d'une tumeur lymphatique sectionnée par Nélaton, rapprochent tellement la lymphe du chyle, qu'on s'explique les méprises qui ont fait considérer les urines qui en charrient les produits dans l'hématurie endémique comme laiteuses d'abord et chyleuses ensuite. Mais les recherches histologiques de Gubler ont montré que ces produits sont empruntés à la lymphe ou à ses éléments. Il y a reconnu les globules incolores spéciaux et les hématies sphéroïdaux d'un diamètre compris entre 1/150 et 1/200 de millimètre qu'on note dans la lymphorrhagie cutanée des pays chauds. La matière grasse émulsionnée elle-même qui donne à la lymphe son opacité et qu'on trouve en si grande abondance dans ces urines ne s'y montre pas sous la forme globulaire, mais à l'état granuleux, absolument comme dans la lymphe. Toutes ces considérations sont bien près de justifier les relations qui existent entre les urines chyleuses et la lymphangite endémique. Elles permettent de les considérer avec Gubler, comme le résultat d'un diabète lymphatique et de comprendre la simultanéité de leur mission et de la présence des tumeurs lymphatiques. Les faits cliniques parlant en faveur de cette coïncidence, nous pensons qu'on peut en déduire cette conséquence pathologique et pathogénique, à savoir : que la chylurie appartient au même groupe morbide que la lymphangite endémique et qu'elle est une des expressions des désordres que la lymphe subit fréquemment dans les pays chauds.

On comprend dès lors les coïncidences que l'observation constate. »

CHAPITRE II

MALADIES DU SYSTÈME LYMPHATIQUE, LEUR FRÉQUENCE DANS LES PAYS CHAUDS.

L'hématurie chyleuse (1), tout le monde le reconnaît, est une maladie des pays chauds. Le caractère principal de cette affection est la présence dans les urines d'une substance semblable à la lymphe et mieux encore au chyle. Quoi qu'il en soit, cette présence nous donne le droit de supposer du côté du système lymphatique certains troubles.

Or, étant donné le retentissement que la grande chaleur a sur ce système, il est facile de comprendre pourquoi la chylurie est si rare chez nous, si commune au contraire dans certains pays intertropicaux.

Là, en effet, il existe un groupe d'affections endémiques dont les lymphatiques sont le siège. Les plus communes de ces endémies sont constituées par l'inflammation des réseaux et des vaisseaux lymphatiques ; les autres par la dilatation variqueuse de ces mêmes organes. Ce n'est mystère pour personne que dans les contrées qui jouissent d'une haute température il est très fréquent de rencontrer : 1° la lymphangite réticulaire ou érysipèle des pays chauds ; 2° la lymphangite des vaisseaux collecteurs ou angioleucite en-

1. Cette affection est encore connue sous les noms suivants : galacturie ; diabète laiteux ; sang à plasma lactescent (Robin) ; Pimélurie (Bouchardat).

démique ; 3° la lymphangite intra-ganglionnaire. A cette dernière se rattache l'ectasie des réseaux pouvant produire la lymphorrhagie spontanée.

La première observation de lymphangiectasie des pays chauds signalée dans la science est, sans contredit, celle d'Amusat. L'autopsie faite en 1829 par cet éminent observateur et figurée par Breschet (Breschet, *Le système lymphatique, thèse de concours* 1836, page 260) est certainement le premier document relatif aux singulières dilatations que subit le système lymphatique.

Mais c'est en 1860, que Nélaton donne les véritables caractères anatomo-pathologiques des tumeurs érectiles. Il s'agit d'un jeune créole venu à Paris pour se faire opérer d'une double tumeur érectile lymphatique des aines. Nélaton qui ne pouvait prévoir les dangers de l'ablation enleva une des tumeurs et l'opération fut suivie d'une angioleucite diffuse phlegmoneuse, promptement mortelle.

L'examen de la tumeur du côté qui n'avait pas été touché, permit à Nélaton et à Sappey de reconnaître qu'elle était formée par la dilatation variqueuse des vaisseaux qui entrent dans la composition des ganglions lymphatiques.

D'autres observations suivirent, produites par Trélat (1864), Petit (1864), Aubry (1865), Théophile Anger (1867), Verneuil (1869) et Nepveu (1876).

Demarquay a observé sur un jeune Brésilien, à la partie interne et inférieure de la cuisse gauche, une dilatation variqueuse d'un vaisseau lymphatique, avec saillie angulaire d'où s'écoulait spontanément la lymphe. Camille Desjardins, de l'île Maurice, a également publié une très remarquable observation sur un cas de varice lymphatique.

Nous avons dit que les troubles du système lymphatique ne sont jamais aussi nombreux que dans les pays tropicaux, et il est bon d'en rechercher les causes.

Fonssagrives, dans son *Traité d'hygiène navale*, dit que le séjour dans une autre région équatoriale a pour conséquence :

1° Élévation de la température organique du corps ;

2° Ralentissement de la circulation et de la respiration ;

3° Dilatation des fluides et solides de l'économie ;

4° Énervement des fonctions digestives ;

5° Rupture d'équilibre des sécrétions par la prépondérance de la sueur sur toutes les autres ;

6° Engorgement des viscères de l'abdomen ;

7° État anémique du sang et sécrétions exagérées du foie ;

8° Comme conséquence de cet état, prédominance marquée des fonctions du système lymphatique.

Bien que les causes qui président au développement du système lymphatique soient d'une appréciation souvent difficile, nous allons pourtant chercher à les faire connaître, et pour être plus clair nous les diviserons en causes prédisposantes et en causes occasionnelles.

Causes prédisposantes.

La plus indiscutable est l'anémie, qui éprouve si cruellement les créoles. Cette anémie a pour causes : les entraves portées à la nutrition par l'influence de la chaleur ; l'oxygénation moindre du sang ; l'alimentation insuffisante, peu réparatrice, qui forme la base du régime généralement en usage ; les pertes sudorales qui agissent à l'égal des sécrétions exagérées ; l'inertie musculaire qu'imposent les ardeurs du climat. Les fièvres paludéennes contribuent largement à altérer le sang ; ainsi, depuis que celles-ci sont devenues fréquentes à l'île de la Réunion, grâce au déboisement, l'anémie atteint un bien plus grand nombre de personnes. Un sang pauvre a naturellement un excès considérable de sérum qui s'épanche dans la trame des tissus. Mais aujourd'hui il semble acquis à la science qu'au système lymphatique est dévolu le rôle de ramener dans la circulation générale cette partie superficielle (Muller, *Manuel de physiologie*, t. I, p. 204).

Si donc ce fluide est livré en grande quantité, il en résulte pour cet appareil un surcroit d'activité fonctionnelle, partant la détermination possible de véritables états pathologiques.

Voilà pourquoi Cell disait qu'un Européen qui émigre dans une contrée chaude est obligé de cesser d'être sanguin pour devenir lymphatique.

Causes occasionnelles.

1° *Causes physiologiques.* — La dilatation variqueuse des lymphatiques et les autres affections de ce système peuvent reconnaître pour causes occasionnelles :

La pesanteur. — En effet tout liquide qui circule dans un ensemble de vaisseaux a surtout à combattre l'action de la pesanteur. Aussi est-ce précisément dans les régions où la lutte est très prononcée que l'on voit les canaux se dilater ; ainsi les membres inférieurs sont ordinairement le siège des varices. Cette ectasie n'atteint pas seulement les veines, mais encore les lymphatiques. On trouve assez souvent dans la région inguinale ceux-ci très dilatés. Malgré les valvules dont ces vaisseaux sont pourvus et qui, par leur redressement empêchent le retour rétrograde du liquide, le conflit entre la force organique de leur paroi et la pesanteur peut ne plus se maintenir en un juste équilibre ; alors le triomphe de la seconde doit fatalement amener la stase de la lymphe dans ses conduits. Ajoutons aussi que la dilatation permanente imposée par la chaleur dans les pays tropicaux à tous les tissus de l'organisme, ne reste pas étrangère à cette éventualité en diminuant la ténuité des parois vasculaires.

Présence des ganglions lympathiques. — L'interposition de ces ganglions est également une cause d'entrave au cours de la lymphe. Sans doute, l'arrêt qu'elle éprouve est naturel puisqu'il facilite l'élaboration que les glandes font subir à ce liquide. Il n'en est pas moins vrai que, aidé de la pesanteur, il peut devenir l'origine de l'ectasie. Voilà pourquoi les varices lymphatiques se rencontrent surtout au pli de l'aîne.

2° *Causes météorologiques.* — Les influences saisonnières sont également à noter. En effet, pendant l'été, grâce à la grande chaleur, tous les liquides de l'organisme tendent à refluer vers la peau. Durant l'hiver, on remarque des phénomènes inverses ; c'est-à-dire qu'à l'action expansive succède une concentration subite vers les organes intérieurs. La force organique des vaisseaux lymphatiques ne suffit plus à satisfaire à la poussée inopinée de la lymphe ; alors ceux-ci s'engorgent. La pesanteur, les obstacles ganglionnaires ajoutent leurs entraves à cet embarras de la circulation. Que l'on s'étonne maintenant que les lymphangites réticulaires et tronculaires que les lymphangiectasies soient si fréquentes en été et principalement au commencement de l'hiver !

Kœmpfer est peut-être le premier qui ait noté cette influence des deux températures se succédant l'une à l'autre.

3° *Causes telluriques.* — La nature du sol, les miasmes, suivant certains auteurs, auraient également certaine part dans la production des désordres du système lymphatique. C'est, du moins, l'avis de Gaétani, de Purner, de Clot-Bey, de Dalton, de Waring et Lallement.

Ce qui est certain, c'est que sous l'influence des accès de fièvre paludéenne, les tumeurs éléphantiasiques se développent rapidement. Il ne nous répugne donc pas d'admettre que l'élément paludéen prête un nouvel appui à la prédominance des fontions lymphatiques.

4° *Causes somatiques.*

A. *Ages.* — Les âges tiennent une place marquée dans l'étiologie de la lymphangite endémique. La première enfance n'y est guère accessible. C'est vers le centre abdominal simplement dans la sphère des ganglions mésentériques que l'on peut rencontrer des troubles. La seconde enfance ouvre, au contraire, la porte aux affections du système lymphatique ; l'adolescent les accueille avec faveur ; l'âge adulte les conserve ; la vieillesse les exclut on n'en garde que les dégénérescences consécutives. C'est surtout à l'adolescence que sont réservées l'ectasie vasculaire et les dilatations variqueuses des ganglions inguinaux.

B. *Sexes.* — La femme, si l'on en croit la statistique, serait plus exposée que l'homme aux lymphangites et moins que celui-ci aux ectasies.

C. *Tempéraments.* — Les tempéraments lymphatiques, si communs dans les pays chauds et dont la physionomie, (ceci est digne de toute notre attention) diffère tant de la physionomie des tempéraments lymphatiques que l'on rencontre dans les pays froids ou tempérés, sont également des terrains favorables au développement de ces différentes affections.

D. *Hérédité et races.* — Il faut encore tenir compte et de l'hérédité et des races. La race Ethiopienne est celle qui paraît offrir le moins de prises à tous ces désordres des lymphatiques.

Nous avons déclaré hautement que nulle part le système lymphatique n'était soumis à de plus terribles épreuves que dans les régions tropicales ; nous avons également cherché à en donner la raison. Parmi les causes avancées par nous, il faut avouer qu'il en est qui sont plus ou moins contestables ; mais à côté de celles-ci, il en est qui sont évidentes. Il était nécessaire d'entrer dans toutes ces considérations afin de rendre aussi complète que possible l'étude de notre sujet, c'est-à-dire de l'hématurie chyleuse.

Nous ne reproduirons pas les observations faites par un certain nombre de savants docteurs ; nous nous contenterons seulement de faire connaître celles qui ont été recueillies sur notre demande, par notre ami, M. Bottard, sous la direction du savant Dr Chauvel de l'île de la Réunion.

CHAPITRE III

OBSERVATIONS INÉDITES DUES A MONSIEUR BOTTARD.

Observation I

10 *juillet*. — Fleury (Louis-Antoine) mulâtre âgé de 21 ans, exerce la profession de pêcheur à la mer. Taille et corpulence moyennes; constitution franchement lymphatique. Pas d'antécédents bien remarquables à noter; son grand-père est mort phthisique et une de ses tantes lépreuse; quant à lui, il a eu souvent des accès de fièvre intermittente. Depuis six mois, ce jeune homme est atteint d'hématurie chyleuse. Cette maladie semble ne pas avoir eu beaucoup d'influence et sur son embonpoint et sur sa santé générale : toutes les fonctions s'exécutent bien; l'appétit est bon.

Débuts. — Pendant les deux mois qui ont précédé l'apparition de l'affection, Fleury a eu des accès répétés de fièvre intermittente, fièvre qui sévit à Bourbon depuis bientôt dix ans. Enfin il est pris un beau jour de douleurs des reins (douleurs sourdes et pongitives) puis ensuite de pissements de sang.

Ce n'est que huit jours après la première hématurie que les urines s'établissent chyleuses pour ne plus cesser de l'être jusqu'à ce jour, 10 juillet 1878.

Quelquefois cependant les urines ont présenté et des caillots de fibrine et des stries de sang. Les urines qu'il nous offre aujourd'hui ne sont pas d'apparence bien laiteuse; la quantité de chyle et de sang ne paraît pas très considérable. Au fond de la fiole qui les contient se trouve un dépôt. La nature chyleuse des produits de la sécrétion urinaire ne fait pas de doute : traité par l'éther, le liquide devient clair : après évaporation, le résidu tache le papier comme ferait de la graisse. Le malade déclare qu'au début ses urines étaient bien plus laiteuses et que depuis l'apparition de l'affection, elles n'ont été normales que deux ou trois jours. Les mictions ne sont pas douloureuses et il y a longtemps qu'il ne souffre plus des reins dont l'activité fonctionnelle n'est ni augmentée, ni diminuée. Le traitement a consisté en des tisanes d'une plante connue à l'île Bourbon sous le nom de liane blanche (parcira-brava) que lui a prescrites un empirique.

S'il faut ajouter foi à ses paroles, il en a obtenu une légère amélioration de son état. Nous venons de dire que le principe actif du traitement était la parcira brava ; cette plante, de la famille des ménispermées, passe pour un excellent diurétique ; aussi les empiriques l'emploient-ils dans l'île contre la blennorrhagie à la dose de 20 à 30 grammes pour un litre de décoction. Notre mulâtre porte à l'aîne gauche un paquet ganglionnaire très apparent ; à droite, les ganglions sont normaux. Nous ayant dit qu'il a une double hernie, nous voulons nous en assurer ; nous voyons alors que dans sa naïveté, il a appelé hernie une lymphangiectasie du cordon du testicule droit. Le cordon est gros ; l'épidydime et le testicule ne font qu'un ; la tunique vaginale est légèrement tendue. A intervalles plus ou moins éloignés et sous l'influence d'une cause qui tantôt est une fatigue musculaire, une marche forcée, tantôt un accès de fièvre intermittente, il éprouve au niveau des testicules une douleur intolérable. Il a remarqué également qu'à ce moment il urine beaucoup plus de chyle.

Traitement. — Le docteur Desjardins qui le voit, à la date du 10 juillet, à la consultation gratuite de l'hôpital colonial prescrit : cinq pilules par jour, chacune de 0,10 de tannin ; continuer le remède pendant dix jours. Le malade est prié de revenir après ce laps de temps afin de donner de ses nouvelles.

25 *juillet.* — Fleury se représente ce jour à la consultation de l'hôpital. Il nous apporte un échantillon de ses urines : elles sont moins chargées de chyle. Il nous assure avoir obtenu un grand soulagement des pilules prescrites précédemment ; aussi les continuera-t-il et se mettra-t-il en outre au goudron soluble de Guyot.

22 *août.* — N'ayant plus de nouvelles de ce jeune homme, nous

nous décidons, le docteur Chauvet et moi (Bottard) à aller le voir. Sa demeure est située à une lieue et demie de la ville, sur les bords de l'étang de Saint-Paul. Il appartient, à la grande famille des pêcheurs dite : « les Bélons », bien connue à Bourbon par le nombre de ses membres dont le caractère fier les a portés à faire bande à part. Nous apprenons que le traitement a été suivi quelque temps, mais bientôt suspendu faute des ressources nécessaires à l'achat des médicaments.

Depuis quelques jours il était pris de fièvre à type quotidien, ce qui faisait que ses urines étaient plus chargées de matières grasses que d'habitude. Il a oublié de faire usage du goudron. Nous examinons de nouveau ses parties génitales et ses aînes ; les ganglions du pli gauche sont très gros et il nous assure qu'ils le deviennent encore davantage quand il lui arrive de se fatiguer outre mesure; le testicule droit est normal, le gauche offre une ectasie considérable, ectasie qui atteint et le cordon et l'épidydime. Il nous dit de nouveau que ses parties enflent fortement sous l'influence d'une fatigue et qu'alors elles sont le siège d'une douleur atroce, qui ne cède que devant des frictions d'huile tiède faites sur le bas du ventre et longtemps prolongées.

Nous remarquons que le scrotum est flasque ; on arrive parfaitement aux testicules et on les suit avec les doigts sous toutes leurs faces. Ceci n'existait pas quand nous observâmes cet organe pour la première fois. Le scrotum était alors gros et distendu ; les testicules enflés occupaient toute la tunique vaginale qu'ils distendaient ; testicules et épidydimes ne faisaient qu'un, si bien que nous crûmes d'abord à une hydrocèle double débutante et qu'il nous fallut un examen approfondi pour nous faire comprendre qu'il n'en était rien, mais que nous étions en présence d'une ectasie des lymphatiques. Ce que nous venons de constater aujourd'hui prouve que nous ne nous sommes point trompé, car si c'eût été un épanchement séreux, il ne se fût pas résorbé aussi promptement ni si complètement. Nous sommes donc persuadé que les vaisseaux du testicule et du cordon étaient, lors de notre premier examen, gorgés de lymphe. Le traitement est changé et le docteur Chauvel inaugure cet autre :

Iode métallique........................	1 gr. 50
Iodure de potassium....................	3
Ratanhia...............................	4
Sp. simple.............................	500

Durant les huit premiers jours une cuillerée à bouche le matin ; durant la deuxième semaine deux cuillerées par jour ; la troisième semaine et les suivantes trois cuillerées par jour.

Afin que le traitement soit bien suivi, nous en faisons tous les frais. Ne pouvant analyser nous-même les urines faute d'instruments nécessaires, nous en envoyons un litre à la station agronomique établie à Saint-Denis avec prière d'en faire une analyse qualitative et quantitative. Le directeur de la station nous fait répondre que l'analyse quantitative lui a été impossible et nous adresse seulement l'analyse qualitative.

Voici ce qu'il a constaté :

« Urine laiteuse, colorée en rose (ce qui prouve la présence du chyle et du sang dissous) ; consistance sirupeuse et réaction alcaline ; odeur forte des sels ammoniacaux ; sous l'influence de la chaleur, le liquide se trouble et dégage de l'ammoniaque. Quantité considérable d'albumine (l'acide azotique précipite cette dernière en dégageant de l'acide carbonique dû à la présence de l'acide urique, se transformant en murescide), densité 15 à la température de 22°, dépôt considérable de pus et de mucus ainsi que nous l'indique la potasse caustique, — acide urique. — Une trentaine de grammes évaporés ont donné à l'analyse qualitative :

De la chaux en faible quantité, de la magnésie, de l'acide phosphorique (des phosphates ammoniaco-magnésiens), de l'acide urique, des urates, des sels ammoniacaux. Examinée au microscope, cette urine présente des urates de soude et des phosphates ammoniaco-magnésiens, du pus coagulé, de l'acide urique, du triphosphate de chaux, et des corpuscules muqueux, de l'urate d'ammoniaque provenant de la fermentation de l'urine, du mucus et du sang.

Nous n'avons pu obtenir aucune indication sur la créatine et la créatinine que contenaient ces urines, bien que nous eussions demandé ces renseignements avec instance, afin d'apprécier dans quelle proportion se fait la désassimilation dans la chylurie. Nous n'avons rien su de la bile et pourtant il n'eut pas été inutile de savoir si cette humeur est mêlée aux urines chyleuses en notable quantité.

Au reste, une proportion un peu plus que normale de bile et d'acide urique ne nous eût pas étonné, ce jeune homme ayant eu des accès de fièvre intermittente les jours qui ont précédé l'émission de l'urine analysée.

16 *septembre.* — Le docteur Chauvet fait la rencontre de Fleury au bout de l'étang et s'inquiète de l'effet du médicament.

« Depuis trois jours, dit-il, j'urine très clair ; j'irai demain voir M. Bottard pour lui présenter de mes urines et lui demander en même temps de nouveau du sirop. »

24 *septembre.* — Fleury vient nous rendre visite, il nous confirme sa guérison avec la plus grande joie : « Je pisse, dit-il, clair comme de l'eau de roche. » Il nous montre un échantillon de la sécrétion urinaire : tout est parfaitement normal. Nous lui donnons de nouveau sirop iodé, nous lui prescrivons des bains de mer, de l'eau ferrée à ses repas et la pratique des règles élémentaires de l'hygiène.

25 *octobre.* — Nous faisons la rencontre de Fleury à la maison commune, il venait servir de témoin dans un mariage. Il est gros et gras, a tous les attributs de la santé la plus florissante. Interrogé sur son affection, il nous affirme que sa guérison s'est maintenue, que ses urines ne sont nullement chyleuses et qu'il n'éprouve plus aucun mal. Nous lui conseillons cependant de continuer pendant quelque temps encore son sirop, mais à moindre dose, c'est-à-dire deux cuillerées d'abord pour finir par n'en prendre qu'une. Nous lui recommandons toujours et la pratique de l'hygiène et une bonne alimentation avec un bain de mer par jour.

8 *janvier* 1879. — Ce jour nous faisons, le docteur Chauvet et moi, la rencontre de Fleury. Sa santé est florissante, sa guérison radicale ; le brave jeune homme nous témoigne toute sa reconnaissance pour les soins que nous lui avons donnés.

BOTTARD.

Observation II

6 *avril.* — Joseph Curat, âgé de 21 ans, est d'une taille au-dessous de la moyenne, d'une bonne constitution, mais d'un tempérament lymphatique. Il ne se rappelle pas jamais avoir été sérieusement malade. Il habite les hauts depuis quinze ans et n'a jamais eu de fièvre intermittente. Tout ce dont il se souvient, c'est d'avoir éprouvé des douleurs vives à l'estomac, une sorte de pyrosis qui dura deux ou trois mois, alternant avec un état de mieux être ; ces petits accidents eurent lieu sept ou huit mois avant le début de l'hématurie chyleuse dont il est actuellement atteint.

Le 6 avril 1878, il se présente à la consultation gratuite du docteur Chauvet ; la maladie datait alors de neuf semaines.

A ce moment, il ressentit des douleurs vives, profondes, pongitives dans les reins ; elles avaient aussi un caractère intermittent et n'étaient point accompagnées de fièvre. Au début, il urina exclusivement du sang, ce n'est qu'au bout de quinze jours qu'apparut le chyle. Il urinait alors très souvent, mais peu à la fois et sans douleur. Il rendait des caillots qui avaient l'apparence des caillots sanguins, étendus sur le sol ou sur une assiette, ils ne tardaient pas à fondre, laissant seulement des stries de sang.

Parfois, cependant, il rendait de véritables caillots d'un sang noir et veineux.

Petit à petit, la proportion du sang diminua dans les urines et celle du chyle augmenta.

Maintenant, à la date du 6 avril, il urine quinze à vingt fois dans les vingt-quatre heures ; s'il s'écoule un intervalle assez long entre les mictions, celles-ci deviennent difficiles et douloureuses, les produits de la sécrétion urinaire se coagulent dans la vessie. Depuis l'origine de l'affection, il lui est arrivé plusieurs fois d'uriner d'une façon normale et assez copieusement alors.

L'invasion de l'hématurie a été, s'il faut l'en croire, précédée de quelques jours de constipation qui depuis ne s'est pas reproduite. Il se souvient encore d'avoir eu, il y a un mois et dix jours, une poussée inflammatoire de la jambe droite, c'était une lymphangite causée par une petite blessure du pied et une grande fatigue par excès de marche. Alors, rougeur et tension des veines et des lymphatiques; gonflement des ganglions de l'aîne et fièvre.

Il n'avait uriné du chyle qu'une fois avant cet accident; depuis ses urines n'ont pas cessé d'être chyleuses. Curat est un mulâtre d'un tempérament lymphatique, nous l'avons dit, ce qui l'indique surtout, ce sont les glandes des aînes, glandes qui depuis deux ans ont un développement anormal. L'appétit n'avait pas varié d'avant l'invasion de la maladie, il a même augmenté depuis. La soif n'est pas plus vive qu'autrefois; la quantité quotidienne d'urine est la même que par le passé; rien de frappant du côté de la respiration et du pouls; pas de souffle anémique dans les vaisseaux du cou; toutes les fonctions se font bien et son poids n'a guère varié. La pression du ventre n'éveille pas de douleur; il en était de même lors de l'apparition des douleurs qui ont précédé l'hématurie. Le malade étant affecté de son état, nous faisons tous nos efforts pour le rassurer. Nous lui prescrivons le remède suivant :

Chlorure de sodium. . .	20 gr.	pour 100 pil. dont
Térébenthine de Venise.	20 gr.	10 par jour

Ensuite tous les matins, il prendra dans du café 5 à 8 gouttes de perchlorure de fer. Nous l'engageons à venir nous rendre visite dans quelque temps afin que nous puissions nous assurer de l'état de sa santé.

10 *avril*. — Nous recevons la visite de notre malade; le traitement que nous lui avons ordonné quelques jours avant n'a apporté aucune amélioration à sa santé bien qu'il ne prenne ses pilules que depuis peu, nous ne jugeons pas utile de les continuer; nous sommes en effet renseigné sur leur efficacité; jamais elles ne nous avaient donné auparavant des résultats sérieux. Nous faisons donc l'ordonnance suivante :

Acide gallique.	5 g.
Extrait de belladone	0,15

Pour 24 pilules, 8 par jour. Nous avons pu constater les jours suivants, que ce médicament pourtant à la mode, avait une influence : celle de coaguler les urines, partant de rendre douloureuses les mictions; quant à son action bienfaisante sur la maladie, elle nous a paru nulle.

18 *avril.* — Notre mulâtre est venu, comme nous lui avions recommandé. Le traitement prescrit lors de sa dernière visite, n'ayant pas influencé son état d'une façon notable, est remplacé par cet autre.

Copahu. Térébenthine cuite	aa parties égales.

Pour des pilules de 0, 10 chacune; à ces 0, 10, on ajoutera 0, 02, d'ergotine.

12 *mai.* — Dans la quinzaine précédente (le docteur Chauvet ayant engagé Curat à se présenter tous les quinze jours à sa consultation gratuite), il a souffert par temps des reins. Il rend du chyle, surtout la nuit, environ deux heures après avoir dîné. Durant la journée, ses urines sont plus claires et renferment des grumeaux fibrineux.

La proportion de chyle semble maintenant plus considérable; la présence de celui-ci est incontestable, car : traitées par l'éther, les urines deviennent claires; traitées ensuite par l'acide nitrique, ou le réactif iodo-mercuriel, l'éther ayant été évaporé, elles se troublent. Si dans les produits de la sécrétion urinaire, on trouve de l'albumine, on n'y rencontre pas cependant de glucose.

Au traitement précédent, le docteur Chauvet trouve bien de substituer cet autre :

Tannin	5 gr.
Extrait de noix vomique.	0,20

Pour vingt pilules dont deux chaque jour.

18 *juin.* — Le traitement ci-dessus a été continué pendant vingt jours et a provoqué quelques secousses tétaniques. Il n'a pas produit plus d'améliorations que les précédents. Nous songeons alors à avoir recours à d'autres moyens : nous commandons des douches froides en

jet latéral sur les reins et les lombes ; puis des injections hypoderm - ques d'ergotine, d'après la formule suivante :

Ergotine de Bonjean.	2 gr.
Glycérine	10
Eau distillée	15

19 *juin*. — Le jour précédent, nous lui avons injecté dans le tissu sous-cutané de la région lombaire, le matin 0,08 de substance, le soir, 0,16. Aujourd'hui les urines n'ont pas changé, mais elles se sont prises en une masse gélatineuse et tremblotante : c'est la fibrine qui s'est coagulée. Les douches et les injections sont continuées, ces dernières à la dose de 0,16 par jour.

21 *juin*. — Rien de changé dans l'aspect des urines, si ce n'est qu'elles semblent contenir moins de chyle ; un caillot de fibrine coagulé occupe le tiers de la masse et on remarque en outre des globules rouges en assez grande proportion. Il est à remarquer que depuis le début de la maladie, le sang s'est toujours trouvé mêlé à la lymphe des urines.

22 *juin*. — Rien de changé, un caillot de fibrine occupe les 2/3 de la masse. Après avoir été défibriné et filtré, le liquide traité par l'éther s'éclaircit ; traité ensuite, après évaporation de l'éther, par le réactif iodo-mercuriel potassique, il donne un magma d'albumine.

Y aurait-il une néphrite concomitante ? La proportion d'albumine nous semble plus considérable qu'au début de l'affection.

Nous examinons les urines de la veille que nous avons conservées : la fibrine a fondu ; le chyle occupe la partie supérieure du liquide sous une forme crémeuse et sous une épaisseur assez grande, quant au sang il se tient à la partie inférieure, ayant entre lui et le chyle l'urine avec sa couleur habituelle, un peu jaunâtre pourtant ; dans la couche inférieure avec le sang se voient des agrégats de mucus et comme des membranes.

Examinée au microscope, l'urine de cette heure, c'est-à-dire l'urine fraîche, présente : de la graisse émulsionnée, quelques globules rouges, des leucocytes, quelques tubes rénaux, du mucus, mais pas d'hématozoaires ni de globules de pus (gros globules à plusieurs noyaux).

L'urine de la veille donne lieu aux mêmes observations que ci-dessus.

Nous examinons avec grand soin le dépôt qui est au fond du vase, et nous trouvons : globules blancs, mucus, tubes rénaux, mais pas la moindre trace d'hématozoaires.

Le soir de ce même jour (22 juin) les urines sont plus laiteuses que le matin et les jours précédents. Nous ne faisons point d'injection d'ergotine et nous permettons au malade d'aller passer le dimanche au milieu de sa famille.

Pas de changement malgré les injections et les douches froides ; les urines sont toujours chyleuses et se prennent toujours en une masse gélatineuse. Nous envoyons un litre d'urine à la station agronomique de Saint-Denis. Nous recevons du directeur la lettre suivante :

Ile de la Réunion.

Saint-Denis, 5 août 1879.

Station agronomique.

Monsieur,

Une analyse d'urine aussi complète que celle que vous désirez, aurait exigé beaucoup plus de liquide que je n'en ai eu à ma disposition. Je n'ai donc pu doser que les éléments les plus indispensables et surtout les moins décomposables. Ainsi la créatine et la créatinine ne peuvent se doser que dans les urines fraîches ; je n'ai pu faire figurer ces corps dans mon analyse. Quant aux sulfates, chlorures, phosphates, je n'ai pu les doser tous, toujours pour cause de pénurie de liquide. Tous les dosages d'acide urique que j'ai cherché à faire ne m'ont rien donné ; je n'ai pu en avoir un seul cristal.

Je pense que les chiffres que je vais vous donner vous seront plus utiles que tous les autres : les matières étant de beaucoup les plus considérables :

Densité des urines = 1011 (ce qui est bien peu)
Réaction = Neutre
Couleur = laiteuse, rosée

Composition

Eau	964,88
Résidu fixe	35,12
	1000,00

Analyse du résidu.

Albumine.	19,40
Matière grasse.	8,12
Urée.	6,80
a. phosphorique.	0,52
a. sulfurique	rien
chlorures et divers.	0,28

Examen microscopique.

Beaucoup de globules sanguins et de matière grasse. Débris d'épithélium, quelques vibrions ressemblant à tous ceux que l'on trouve dans les urines putréfiées, pas le moindre antozoaire.

Voilà tous les renseignements que je puis donner sur le liquide que vous m'avez envoyé. Il eût fallu pouvoir faire plusieurs analyses avec des urines fraîches pour vous donner des chiffres bien éloquents et surtout vous doser la créatine et la créatinine,

Ce qui frappe dans cette affection, c'est la quantité énorme d'albumine et de graisse et la minime proportion d'urée.

Tâchez de vous contenter de cet embryon d'analyse. Je suis au désespoir de ne pouvoir vous l'envoyer plus complète.

Veuillez agréer, cher Monsieur, l'expression de mes meilleurs sentiments.

AILELTIN.

28 *juin.* — Il est à remarquer que depuis le 6 avril, Curat a pris 5 gouttes dans le principe, 10 gouttes dans la suite de perchlorure de fer, et cela tous les matins. Aujourd'hui nous trouvons bon d'inaugurer un nouveau traitement :

Ratanhia	10 grammes.
Tannin	6 grammes.
Cachou	3 grammes.

Pour 100 pilules de 0,10 chacune, 6 par jour pour aller jusqu'à 20, en augmentant progressivement. Concurremment des bains froids et le séjour à la campagne.

12 *juillet*. — C... nous apprend que les pilules astringentes prescrites le 28 juin, ont amené une amélioration sensible de son état; à ces renseignements, il y joint ces autres : dans la matinée, les urines sont normales ; dans l'après-midi, quelquefois ; la nuit, elles sont toujours chyleuses. Quand il lui arrive de prendre un bain froid (15° environ), ses urines sont, après le bain, remarquablement claires.

25 *juillet*. — La mère du jeune homme vient nous apporter des nouvelles de son fils : pas grande amélioration ; la nuit il urine toujours du chyle ; le matin, celui-ci est en très faible quantité.

16 *août*. — Vu C... lui-même, son état est le même. Il vient la pensée du docteur Chauvet d'essayer la teinture de cantharides; mais la crainte d'éveiller les désirs vénériens dont la satisfaction souvent répétée aggraverait l'état du malade, lui fait renoncer à ce projet. Il est soumis au même traitement que F..., c'est-à-dire au sirop astringent iodé.

27 *août*. — Curat nous apporte un échantillon de ses urines ; elles sont parfaitement chyleuses, mais pourtant un peu moins depuis qu'il prend du sirop iodé ; elles deviennent sanglantes quand il se fatigue. L'appétit est excellent, les autres fonctions se font bien, en un mot le malade se trouve mieux.

Bien que les fièvres intermittentes sévissent fortement, il ne les a point attrapées. Nous examinons de nouveau ses ganglions : ils sont gros et tuméfiés à gauche, c'est d'ailleurs de ce côté qu'il éprouve des douleurs de reins de temps en temps. Nous portons aussi notre attention sur les urines qu'il nous apporte ; elles sont surmontées d'une couche crémeuse qui tache le papier comme le ferait de la graisse ; d'ailleurs nous ne trouvons aucun distome, aucun œuf de strongle (disons ici que l'examen des urines que nous avons fait si souvent nous a toujours amené à ce résultat négatif).

9 *septembre*. — Vu la mère de Curat : son fils prend assidûment son sirop, ses bains et l'eau ferrée ; son état est excellent ; il engraisse

sensiblement ; quant aux urines, elles paraissent devenir de jour en jour moins laiteuses.

15 *septembre.* — Curat vient à la consultation du docteur Chauvet. Nous remarquons qu'il est engraissé et que son visage a pris de la couleur. Le sirop iodé lui procure donc une amélioration remarquable. « Depuis quelques jours, dit-il, mes urines ne sont presque pas laiteuses. » Un spécimen qu'il nous en apporte confirme son assertion : ces urines ne contiennent presque pas de chyle ; elles sont légèrement colorées par du sang dissout dans toute la masse. Au microscope on constate : des corpuscules graisseux, des globules blancs, du mucus, des débris de canalicules rénaux ; mais aucun entozoaire. Des fragments pris dans des agrégats de sang et de mucus et placés sous le champ de l'instrument présentent : des cristaux de divers sels, des globules sanguins, du mucus, des grains de poussière, des filaments de lin et de coton. Nous insistons pour que le jeune homme prenne deux cuillerées de sirop, dont une le matin et l'autre le soir ; le traitement général sera le même.

24 *septembre.* — Curat vient nous dire que son sirop est épuisé. Les urines sont beaucoup moins laiteuses la nuit ; le jour elles ne le sont pour ainsi dire plus. Nous ne sommes pas plus heureux que les autres fois dans nos recherches de distome et de strongilide.

20 *octobre.* — Nous voyons de nouveau Curat qui vient faire sa provision de sirop. Son état s'est encore beaucoup amélioré, car il n'urine plus de chyle qu'au commencement de la nuit. Il nous présente un échantillon de ses urines de la nuit ; on y trouve un peu de chyle, il y a donc à se féliciter de la marche que prend la maladie sous l'influence de l'iode et du tannin. Aussi lui recommandons-nous de prendre trois cuillerées : deux le matin et une le soir ; il continuera et son eau ferrée et ses bains froids, faisant en même temps un peu d'exercice. Nous lui disons en outre de dîner tôt, de se coucher tard et de faciliter sa digestion en prenant après chaque repas du bicarbonate de soude.

19 *novembre.* — Notre mulâtre nous apporte de ses urines qui sont normales. Ce sont pourtant les urines de la nuit, celles-là mêmes qui

étaient encore chyleuses à son dernier voyage. C'est avec joie qu'il nous apprend sa guérison. Nous lui conseillons de continuer le même traitement pendant un mois. Il est à remarquer que l'hiver n'a pas influé sur l'état de ce jeune homme comme on eût été en droit de le supposer, vu l'influence que l'habitation sous un climat froid exerce sur cette affection. Nous voilà presque en plein été et c'est maintenant que la guérison se produit. Peut-on dire que la maladie avait suivi son évolution complète et qu'elle était arrivée au moment précis où elle devait cesser d'elle-même ? Non ; on doit au contraire reconnaître l'influence efficace du traitement iodé. Nous verrons d'ailleurs dans les observations suivantes que le mieux qu'apporte l'iode ne se soutient pas si on suspend momentanément le traitement avant la guérison radicale de l'affection.

10 *décembre*. — Curat vient nous rendre une dernière fois visite. La guérison est bien réelle car il n'a plus rendu de chyle ; ses urines sont limpides le jour comme la nuit ; il se porte à ravir. Nous constatons également que les ganglions lymphatiques dont le développement anormal avait primitivement attiré notre attention sont beaucoup moins gros. Nous lui permettons de suspendre le traitement iodé, sauf à le reprendre à la première apparition du chyle dans les produits de la sécrétion urinaire.

BOTTARD.

OBSERVATION III

Angélique Gustave, âgée de 20 ans (caste naine), habite le littoral de l'Hermitage, commune de Saint-Paul.

Cette femme se présente le 21 août 1878, à la consultation gratuite du docteur Chauvet. Elle a vu ses urines devenir chyleuses depuis deux mois environ. Avant que ce phénomène se soit produit, elle a souffert des reins : la douleur n'était pas alors bien intense et ne consistait guère qu'en une pesanteur très-gênante de cette partie, avec quelques élancements de temps à autre. Alternativement les urines sont chyleuses ou sanglantes ; elles ont été exclusivement tout à fait sanglantes au début. Cet état s'est manifesté sans fièvre. Cette femme a eu pendant longtemps des accès répétés de fièvre intermittente ; elle est mère de plusieurs enfants et actuellement elle en allaite un âgé de quatre mois et paraissant jouir d'une bonne santé. Elle nous dit que, d'ordinaire, ses menstrues reviennent deux mois après ses couches, aujourd'hui elle se trouve en retard de quatre mois.

Il y a quelque temps, elle a été prise d'un gonflement énorme du sein : tout le paquet ganglionnaire de cet organe était engorgé, il s'est formé un abcès et consécutivement une fistule. A cette heure, elle est complètement guérie de cette affection du sein.

Signes subjectifs. — Angélique a de l'embonpoint et ne paraît pas s'être débilitée beaucoup depuis l'apparition de l'hématurie chyleuse. Cela est d'autant plus étonnant qu'elle allaite elle-même un enfant qui est du reste bien portant.

Elle est de taille moyenne et d'un tempérament lymphatique ; elle présente au cou, côté gauche, plusieurs ganglions engorgés et une cicatrice qui provient d'un adéno-phlegmon survenu quand elle était plus jeune. L'engorgement ganglionnaire du cou est considérable, ce qui la dépare en rendant cette partie de la face beaucoup plus grosse que l'autre ; une glande surtout, la sublinguale, est relativement volumineuse, car elle atteint la grosseur d'un œuf de poule. Sous l'aisselle gauche, elle a une glande qui abcède, voilà pourquoi le Dr Chauvet donne séance tenante une issue au pus. Toujours à gauche, tout le paquet ganglionnaire de l'aîne a également des proportions anormales.

Toutes les fonctions se font bien ; l'appétit est bon et la digestion facile ; la soif n'est pas plus vive qu'avant l'apparition de la chylurie.

Cette observation est très remarquable par la coïncidence de l'hématurie chyleuse avec le lymphatisme qu'exprime clairement l'engorgement ganglionnaire général.

Le Dr Chauvet prescrit :

Iodure de potassium.	10 gr.
Décoction de houblon et de ratanhia .	800 gr.

Deux cuillerées chaque matin. En outre, des bains de mer, et chaque soir boire un verre d'eau de mer.

Cette femme habite à seize kilom. de la ville Saint-Paul, cet éloignement fera que nous ne pourrons la voir aussi souvent que nous le voudrions. Cependant, nous l'engageons à revenir tous les quinze jours pour nous donner un échantillon de ses urines et de ses nouvelles.

Remarque. — Il est à remarquer que pas un de ceux qui ont été opérés par le Dr Chauvet, n'ait été atteint d'hématurie chyleuse. A quoi tient l'immunité à cet égard? C'est, à ce que nous croyons, qu'il s'opère dans ce cas une sorte de révulsion ou, tout au moins, une localisation de la maladie permanente. Une fois que le lymphatisme s'est manifesté par une affection importante mais locale, celle-ci évolue sur place sans léser, même par sympathie, d'autres organes.

23 *novembre*. — N'ayant plus de nouvelles du sujet de cette observation, nous prenons la résolution d'aller le voir. Angélique nous déclare que le traitement prescrit n'a pas été continué faute de ressources nécessaires à l'achat des médicaments. Les urines sont plus laiteuses qu'avant, quant à l'engorgement ganglionnaire du cou, il n'a ni augmenté ni diminué. La plaie sous le bras faite par la lancette ne cesse de suppurer : l'écoulement n'en est pas réellement purulent, mais blanchâtre. Pourtant elle et son enfant paraissent bien se porter. Nous lui faisons promettre de venir bientôt à la ville et de nous apporter un échantillon de ses urines.

Le traitement sera changé et nous en ferons tous les frais. Elle prendra le même sirop qui a rétabli et Fleury et Curat.

2 *décembre*. — Angélique Gustave se présente à la consultation du docteur Chauvet.

Elle est examinée avec beaucoup d'attention ; on trouve toujours :

engorgement ganglionnaire considérable, fistule sous le bras, hématurie chyleuse remontant à six mois. Les urines nous semblent pourtant moins blanches que la dernière fois quoiqu'elles soient encore énormément chargées de chyle après le repas; elles contiennent un peu de sang qui leur donne une teinte rosée. Quelquefois, durant le jour, elles sont claires. L'hématurie, jointe à l'allaitement de son enfant, ne l'a pas fait maigrir. Toutes les autres fonctions s'exécutent bien ; la digestion est des plus faciles et l'appétit des meilleurs.

Elle reçoit un litre de sirop préparé suivant la formule :

Iode métallique........................	3 gr. 50
Iodure de potassium..................	8 gr.
Tannin	4 gr.
Cachou...............................	8 gr.
Sp. simple...........................	1000 gr.

Elle en prendra une cuillerée pendant les huit premiers jours, deux pendant la deuxième semaine et trois pendant la troisième, elle continuera cette dose maximum les autres semaines; elle ne négligera pas les bains de mer, l'eau ferrée pendant les repas et la pommade iodurée pour ses ganglions.

10 *décembre.* — Nous recevons la visite de notre femme; nous lui trouvons meilleure figure. Elle nous apprend que ses urines sont moins rouges, ce qui prouve que l'hématurie diminue d'intensité.

Elle nous offre un échantillon de ses urines; celles-ci sont encore laiteuses, bien que la chylurie diminue manifestement; leur odeur est nulle, leur acidité très légère; traitées par l'éther elles s'éclaircissent, tout en laissant au fond de l'éprouvette un nuage de nature muqueuse; 100 grammes évaporés à siccité donnent 5 gr. 15 de résidu solide. Le résidu tache le papier comme le ferait de la graisse.

L'examen au microscope indique de la graisse à l'état moléculaire, de rares globules sanguins, des leucocytes en assez grande quantité, quelques cellules épithéliales et du mucus. Putréfiées et examinées de nouveau au microscope, elles offrent : des globules de graisse de dimensions variées, des cellules épithéliales, du mucus, des sporides de champignons, et des myriades de vibrions. Aucune trace de distome.

17 *décembre*. — Nous avons l'occasion de voir notre malade ; elle nous apprend qu'elle ne rend plus que de très minimes quantités de sang. Quant aux urines, elles sont beaucoup moins laiteuses, surtout durant la journée. Nous lui recommandons d'avoir toujours soin de faire usage de son sirop.

28 *décembre*. — Vu Angélique ; elle ne rend plus de sang ; les produits de la sécrétion urinaire ne sont plus chyleux que très légèrement durant la journée, à moins d'avoir fait un copieux repas le matin ou à midi. La nuit, surtout au commencement, les urines redeviennent notablement blanches. Quant à l'abcès de l'aisselle, il est complètement guéri, plus d'écoulement à ce niveau.

10 *janvier*. — Notre femme vient nous voir ; elle est triste parce que ses urines qui semblaient redevenir normales sont tout à coup redevenues parfaitement chyleuses le jour comme la nuit ; elle rend même un peu de sang. Comme elle n'a commis aucun excès de travail, nous attribuons cette rechute à la cessation subite de son sirop iodé ; elle a en effet commis la faute de rester six jours sans en prendre. Elle sera donc plus sage une autre fois.

20 *janvier*. — Grâce à l'usage quotidien de sa potion iodée, son état s'est amélioré ; il est tel qu'il se trouvait quand nous la vîmes le 28 décembre, c'est-à-dire que l'hématurie a disparu, que la chylurie n'est plus guère apparente que la nuit. Nous voulons nous assurer que cet excellent résultat est bien dû à notre remède ; pour cette raison, nous lui recommandons de ne rien prendre pendant cette semaine.

30 *janvier*. — Nous constatons une nouvelle rechute ; l'examen de ses urines donne le même résultat que celui que nous fîmes le 10 janvier ; nous trouvons donc le sang en assez grande quantité et le chyle assez abondant. Elle reprendra le traitement un instant interrompu par nos ordres et elle se gardera bien de passer un seul jour sans prendre ses trois cuillérées.

10 *février*. — Elle nous rend visite parce qu'il y a aujourd'hui consultation gratuite. Elle est gaie, bien portante, mangeant bien.

Son enfant a tous les attributs d'une excellente santé. Elle n'urine jamais plus rouge ; les produits de la sécrétion urinaire sont rarement chyleux le jour ; la nuit, surtout si le dîner a été copieux, ils se montrent encore chargés de graisse. Il y a donc une grande amélioration, amélioration qui est due, il n'y a plus de doute, à l'absorption de notre sirop.

23 *février*. — Nous allons, le docteur Chauvet et moi, rendre visite à Angélique. Elle nous déclare être guérie, puisque ses urines, qui le jour ont toujours été limpides depuis bientôt deux semaines, ont cessé depuis une semaine d'être chyleuses la nuit.

15 *mars*. — Nous allons voir pour la dernière fois notre femme ; grâce à l'usage qu'elle fait encore des ses médicaments, la guérison s'est maintenue.

Observation IV

Pamphyli Alfred, âgé de 21 ans, taille moyenne, plutôt maigre que gras, constitution lymphatique.

Ce jeune homme est employé au bureau télégraphique de Saint-Leu, ville distante de Saint-Paul de 28 kilomètres. Il fut atteint le 28 décembre 1878 d'hématurie dans les conditions suivantes : les poteaux qui soutiennent les fils télégraphiques entre Saint-Leu et Saint-Paul demandant à être remplacés, il présida à ce travail d'autant plus pénible pour lui que sa constitution est faible et que nous sommes en plein été. Il restait debout tout le jour, sous un soleil ardent quand il ne lui fallait pas escalader les montagnes avec le fil télégraphique ou descendre avec lui dans des ravins profonds ; il coucha souvent aussi à la belle étoile. Ce travail dura dix-huit jours. Le 28 décembre, jour de son arrivée à Saint-Leu et de la prise de son poste comme employé de bureau, ses urines furent très colorées. Sans paraître cependant contenir du sang, ces urines étaient celles que l'on rend pendant les accès de fièvre intermittente. A partir de ce moment, le sang ne tarda pas à se montrer et à augmenter chaque jour de quantité. Le 12 janvier, le sang se coagulait dans la vessie, ce qui rendit la miction difficile et douloureuse. Un pharmacien de la ville, consulté par l'employé, fut même sur le point de le sonder.

C'est le 5 janvier que le concierge de l'hôpital colonial de Saint-Denis, M. Lefort, nous donna des détails sur l'affection de son neveu. Il nous fut facile, d'après ces renseignements, de diagnostiquer une hématurie chyleuse, débutante. Ce début, chose que nous avons toujours observée, ne fut point accompagné d'un mouvement fébrile. Nous écrivîmes alors à ce jeune homme pour lui demander des détails sur sa maladie, un échantillon de ses urines et lui offrir le sirop auquel sont redevables de leur guérison : Fleury, Curat, Angélique, etc. Le lendemain un courrier nous apportait les renseignements demandés et un flacon d'urine.

Celle-ci présentait trois couches ; une inférieure contenant du sang, une supérieure légèrement laiteuse et une intermédiaire formée d'urine et d'un peu de sang. L'examen microscopique fut le même que précédemment (observation III). On reconnut : des globules du sang, du mucus, de la graisse à l'état granuleux. Nous conseillâmes de prendre le sirop iodé de la manière suivante : une cuillerée à bouche pendant la première semaine, deux pendant la deuxième, trois pendant la troisième et les suivantes.

Nous prescrivîmes en outre : eau de goudron dans la journée, bicarbonate de soude après le repas, bains froids, alimentation réparatrice, puis eau ferrée durant le repas.

12 *janvier*. — M. Rivières, pharmacien de notre ville, devant se rendre à Saint-Leu, nous le prions de demander à Pamphyli de ses nouvelles et un litre de ses urines.

M. Rivières de retour, nous apprend que la veille, c'est-à-dire le 11 janvier, le jeune employé du bureau télégraphique a été pris d'un accès de fièvre vers les six heures du soir, après un bain de mer.

14 *janvier*. — Pamphyli a demandé un congé pour se rapprocher de son oncle et de nous. Il nous confirme ce que nous a dit M. Rivières ; de plus, il nous apprend que le 12, il eut un nouvel accès vers le milieu de la nuit, et le 13, un autre vers les 11 heures du matin. Tous ces accès offraient les trois stades qui caractérisent la fièvre

ntermittente. Sous l'influence de l'augmentation de la température du corps, les douleurs de reins se sont réveillées et la proportion de sang dans les urines est devenue plus forte.

Nous décidons que le malade prendra de suite 0,75 de quinine en solution; le soir il en prendra encore 0,50 et le lendemain matin également 0,50. Enfin il lui faudra des douches matin et soir, du bicarbonate de soude après les repas, de l'eau ferrée pendant ces derniers. Il reviendra à son sirop après-demain, mais pas avant. Ce jour-là, il nous fait les confidences suivantes : jeune, il eut fluxion de poitrine, puis bronchite; en 1875, il contracta la fièvre intermittente dont les accès se succèdent pendant huit mois; plus tard vint la dyssentérie. Pour raffermir sa santé, il fut obligé d'aller faire un séjour sur les hauts plateaux de l'Ile.

Les quelques jours qui ont précédé l'hématurie ont été marqués par des douleurs dans la région lombaire, douleurs peu vives mais intermittentes, ayant les allures des douleurs musculaires.

Nous constatons à l'aîne gauche un engorgement ganglionnaire datant d'un an; le testicule droit est beaucoup plus gros que le gauche. L'appétit est bon, la digestion facile, mais constipation. Tant que la maladie n'a pas été compliquée de fièvre paludéenne, la soif n'a jamais été plus vive qu'à l'ordinaire; aujourd'hui il n'en est plus de même.

Durant ces dernières années, il a éprouvé des douleurs articulaires.

16 *janvier*. — Il nous fait savoir que ses urines sont laiteuses, qu'il souffre encore des reins et qu'il a eu un nouvel accès de fièvre intermittente.

20 *janvier*. — Depuis le 17, la fièvre a disparu; les urines sont aussi laiteuses la nuit, le jour elles le sont un peu moins; ses forces sont plus grandes et le sommeil plus facile.

26 *janvier*. — Sous l'influence de son sirop, il reprend des forces; les urines se prennent quelquefois en masse dans le vase; les mictions ne sont douloureuses que lorsque le canal est oblitéré par un caillot de sang ou par l'urine coagulée. Il lui semble pourtant que celle-ci est moins chargée de matière grasse.

2 *février*. — L'appétit est excellent, les mictions moins souvent

douloureuses, l'hématurie qui depuis le début de la maladie n'a pas cessé d'exister semble faire place maintenant à la chylurie. Les accès de fièvre intermittente ne sont pas revenus depuis le 17 janvier.

10 *février*. — Le sang fait maintenant complètement défaut ; les urines sont toujours laiteuses la nuit, mais le jour elles sont quelquefois limpides, surtout si le repas a été frugal. Toutes les fonctions s'exécutent bien ; la constipation n'est plus aussi tenace.

15 *février*. — Les urines sont redevenues très laiteuses la nuit et le jour ; nul doute que cette rechute ne soit due à la suspension du traitement iodé, le sirop étant épuisé depuis le 10 février. Il va donc immédiatement en prendre tous les jours trois cuillerées.

20 *février*. — Les urines ne sont plus aussi laiteuses ; la nuit la chylurie existe encore, quoique déjà très affaiblie : le jour, les produits de la sécrétion sont presque normaux, bon appétit ; il engraisse.

28 *février*. — Nous allons voir Pamphyli. Son état est toujours le même, c'est-à-dire bon ; l'amélioration s'est donc soutenue. Il prendra également des bains froids et une nourriture très nutritive.

6 *mars*. — Les urines sont normales le jour ; la nuit légèrement chyleuses. La fièvre intermittente n'a pas reparu depuis le 17 janvier, une fois les urines ont encore été colorées par une petite quantité de sang ainsi que l'examen au microscope l'a démontré.

15 *mars*. — La chylurie a complètement disparu ; Pamphyli urine clair comme l'eau de roche (telles sont ses propres paroles), bon appétit, les fonctions s'exécutent bien ; les ganglions semblent avoir diminué notablement de volume. Il continuera toujours de prendre son sirop ; il fera quelques exercices et ne laissera point de côté les bains froids et les règles hygiéniques recommandées par nous.

1 *avril*. — La guérison s'est maintenue, elle est radicale. Néanmoins il continuera encore pendant quinze jours à prendre une cuillerée de son sirop toutes les vingt-quatre heures.

Remarque. — Il nous est arrivé souvent d'examiner au microscope et les urines et le sang de ce jeune employé, or jamais nous n'avons trouvé trace d'entozoaires, de distomes et de strongilides.

Observation V.

La nommée Marie Marceline, âgée de 23 ans, est atteinte depuis quatre mois d'hématurie chyleuse.

L'affection a été précédée de douleurs vives, pongitives dans les reins, surtout à gauche. L'hématurie est venue après ces douleurs ; elle a duré huit jours, la chylurie s'est ensuite montrée. Les urines étaient au début de l'apparition de la lymphe légèrement rosée ; à cette heure, elles sont franchement laiteuses. Jusqu'à ce jour le traitement a consisté en tisanes raffraichissantes faites avec du chiendent et de le graine de lin ; deux fois cette jeune fille a pris de l'huile de ricin.

Interrogée si elle n'a pas les ganglions de l'aîne tuméfiés, elle nous montre une lymphangiectasie énorme des ganglions lymphatiques de l'aîne gauche. La tumeur emplit presque la main ; elle est fluctuante et l'on sent parfaitement sous les doigts un tronc aréolaire à larges vacuoles. Cette tumeur s'élève environ de trois centimètres au-dessus de la surface normale du tronc et fait procidence en haut et en bas.

Marie Marceline a toujours eu les glandes de l'aîne un peu grosses ; mais c'est surtout pendant sa grossesse (elle allaite un enfant de cinq mois) vers le mois de mai que ces glandes ont pris un si grand développement.

Après l'accouchement (probablement sous les efforts d'expulsion du fœtus) le paquet ganglionnaire a encore augmenté de volume.

De temps en temps, quand elle fatigue, la jambe enfle, de même que la tumeur prend de plus grandes proportions. Le malade n'a pas sensiblement maigri depuis l'apparition de l'hématurie chyleuse ; l'enfant qu'elle allaite elle-même est gros et gras.

Cette femme, qui habite Saint-Denis, est venue à Saint-Paul attirée par la réputation du docteur Chauvet, qui la voit pour la première fois le 5 juillet 1879.

Il lui prescrit alors deux cuillerées chaque jour du mélange suivant :

Décoction uva ursi	*aa*	150 gr.
— de ratanhia		
Iodure potassique.		6 gr.
Essence de menthe		2 gouttes.

De plus, par jour, deux verres de goudron et bains froids matin et soir.

8 *juillet*. — Nous allons, le docteur Chauvet et moi, rendre visite à cette femme qui habite en dehors de la ville, en un lieu dit : les Jardins. A la potion qui avait été prescrite le 5, nous ajoutons de l'iode métallique ; de plus, nous l'engageons à prendre du bicarbonate de soude après ses repas. Nous prenons ensuite un litre de ses urines afin de pouvoir les examiner à notre aise. Elles sont franchement chyleuses et analogues à celles de Fleury et de Curat. Il est donc inutile que nous en parlions plus longuement, nous ne ferions que répéter ce que nous avons déjà dit au sujet des urines dont nous avons mentionné l'analyse et l'examen au microscope dans nos deux premières observations.

15 *juillet*. — Nous ne trouvons aucun changement dans son état ; les urines sont toujours laiteuses ; de temps en temps, elles se coagulent dans la vessie ce qui rend les mictions douloureuses. Elles présentent également quelquefois de petits fragments d'un sang noir. L'appétit d'ailleurs est bon et l'enfant est en bonne santé.

20 *juillet*. — Il semble à la malade que son état s'améliore, aussi est-elle plus gaie ; quant à nous, nous ne pouvons dire si le lymphe et le chyle sont diminués : en tous cas, les produits de la sécrétion urinaire sont toujours aussi blancs que le lait. Elle a ressenti une ou deux fois des douleurs dans la région lombaire.

29 *juillet*. — Elle se présente à la consultation du docteur Chauvet, elle engraisse, cela est évident ; ses urines, quoique chyleuses, nous paraissent pourtant moins chargées de graisse ; de temps en temps, elles se prennent encore en masse et se colorent par place sous l'influence d'une légère hématurie.

Examinés au microscope, non pas une fois, mais dix, vingt, trente fois, le sang et l'urine ne présentent aucun œuf de strongle, aucun embryon de distome. Nous nous assurons qu'elle prend toujours son sirop, ses bains froids et son eau de goudron.

5 *août.* — Elle vient nous dire tout heureuse qu'elle a uriné le jour plusieurs fois d'une manière normale, c'est-à-dire clair.

La nuit ses urines sont toujours très-blanches, surtout au commencement. Nous constatons donc une grande amélioration et nous lui promettons que la guérison ne tardera pas à se produire.

13 *août.* — Nous allons voir notre intéressante malade; elle nous apprend que c'est pour elle maintenant un fait très commun d'uriner clair le jour. Ses mictions ne sont jamais plus douloureuses; plus de sang; toutes les fonctions se font bien ; un peu de constipation cependant.

Nous voulons voir si en suspendant subitement le traitement iodé, les urines ne tarderont pas à redevenir chyleuses; pour cela nous lui recommandons de laisser de côté son sirop pendant six jours au moins après ce laps de temps, elle viendra nous donner de ses nouvelles.

20 *août.* — Nos prévisions se sont réalisées ; les urines qui n'étaient plus laiteuses que la nuit le sont maintenant le jour ; depuis huit jours, il ne lui est pas arrivé une seule fois d'uriner clair. Cet état l'a jetée dans un grand découragement ; pour la rassurer, nous lui faisons connaître la cause de cette rechute; tout sera donc facilement réparé si elle fait de nouveau usage de son sirop, tout en prenant et des bains froids et son eau de goudron.

25 *août.* — Elle se présente à l'hôpital de la ville pour nous apporter une bonne nouvelle : les urines sont redevenues ce qu'elles étaient le 13 août.

30 *août.* — Elles sont très rarement chyleuses le jour, elles le sont toujours un peu la nuit. Le 26 août, elles ont été fortement colorées par une quantité assez grande de sang; en même temps, cette hématurie s'annonçait par des douleurs semblables à celles qui ont signalé le début de la maladie.

12 *septembre.* — Elle se croit guérie, car depuis six jours les urines de la nuit sont comme celles du jour (claires comme de l'eau de source).

Bon appétit ; plus de constipation ; l'enfant et la mère sont gros et gras; la tumeur de l'aîne a diminué au moins du tiers. Elle demande si elle doit continuer son traitement, notre réponse est affirmative.

29 *septembre*. — Elle se rend chez le docteur Chauvet; celui-ci constate que la guérison est obtenue ; il lui paraît possible de supprimer le traitement tout en se promettant de le reprendre immédiatement si l'hématurie chyleuse faisait mine de faire une nouvelle apparition.

CHAPITRE IV

ÉTIOLOGIE DE L'HÉMATURIE CHYLEUSE

Grâce aux observations qui viennent d'être rapportées, la marche de la maladie est suffisamment connue ; il nous semble que nous pouvons maintenant nous occuper de l'étiologie de l'hématurie chyleuse.

C'est, il faut bien en convenir, une tâche assez difficile ; les opinions si différentes qui ont été émises par des hommes éminents en sont une preuve convaincante. Jusqu'à ce jour, on en est réduit aux hypothèses ; il est incontestable que l'hypothèse qui a le plus de chances de rallier à elle les esprits est celle qui est le plus conforme aux données de l'observation, qui rend compte de la plus grande fréquence de cette affection et dans les pays chauds et chez les personnes à tempérament lymphatique.

C'est donc en nous basant sur les phénomènes observés, sur leur ordre de succession que nous prendrons la liberté de formuler une opinion.

Nous allons passer en revue les différentes théories auxquelles a donné naissance l'étude de la chylurie.

Certains auteurs ont prétendu qu'il s'agissait d'une altération organique des reins, altération consistant soit en une dégénérescence graisseuse, soit en une autre forme du mal de Bright.

Nous ferons observer qu'on a eu l'occasion de faire

quelques autopsies ; or on n'a jamais remarqué de lésions pouvant expliquer la formation d'urines chyleuses.

Nous savons tous combien graves sont les différentes formes du mal de Bright ; en pareilles circonstances, la déchéance de l'organisme est énorme ; elle met un temps plus ou moins long à se produire ; mais elle n'en est pas moins fatale ; la mort est la terminaison ordinaire de l'affection.

Dans l'hématurie chyleuse, en est-il de même ? Assurément non ; l'affaiblissement est lent à se produire, quand toutefois il se produit ; en tous cas, on peut dire que les personnes qui urinent du chyle ne meurent pas sous l'influence de cette perte.

Une dégénérescence graisseuse de l'organe ?

Mais on trouverait dans les urines la matière grasse non-seulement à l'état moléculaire mais encore sous forme de globules. Or l'examen n'a jamais rencontré ces globules graisseux ; il est donc impossible d'accepter cette hypothèse. D'ailleurs bon nombre de personnes sont mortes des suites de la dégénérescence graisseuse des reins, les autopsies en font foi ; durant le cours de la maladie, a-t-on observé les symptômes de l'hématurie chyleuse ? Jamais, au grand jamais ; d'où il suit qu'il n'est pas possible d'admettre pour cause une forme quelconque du mal de Bright, surtout celle qui consiste en une dégénérescence graisseuse.

Peut-on admettre la présence d'un strongle dans les reins ? On a bien trouvé dans ces derniers des helminthes dont les caractères sont bien connus. Ce ver est excessivement rare chez l'homme ; il désorganise complètement l'organe dans lequel il vit. Son existence est décelée par la présence de ses œufs dans les urines.

Or jamais l'examen de celles-ci n'a révélé la présence de ces œufs ; de plus les douleurs que provoque cet helminthe ne ressemblent en rien à celles qui précèdent l'hématurie.

Ces dernières, semblables à des douleurs musculaires, sont sourdes, intermittentes ; les autres sont au contraire continues, intolérables pour la personne qui les endure.

On comprend en outre que la désorganisation des reins produise des désordres d'une gravité excessive ; leurs fonctions sont trop importantes pour qu'elles puissent être impunément supprimées. Le strongle amène infailliblement la mort en provoquant ordinairement une grande cachexie.

La chylurie, nous le répétons, n'est point aussi grave puisqu'elle ne compromet pas la vie du malade. N'oublions pas non plus que certaines autopsies ont prouvé qu'il n'y a point d'altération sensible du parenchyme rénal. Cette considération nous amène donc à rejeter également cette seconde hypothèse faisant du strongle la cause de toute hématurie chyleuse.

Nous avons dit que Lewis considère la chylurie comme une maladie parasitaire, occasionnée par des hématozoaires que l'on retrouve dans l'urine. Ce parasite est beaucoup plus petit que la trichine ; sa taille est microscopique. Suivant cet auteur, l'hématozoaire en question serait non-seulement la cause de l'affection qui fait le sujet de notre étude, mais encore de quelques phénomènes incompréhensibles que l'on observe dans les pays chauds. Lewis, dans tous les cas de chylurie observés par lui, a constamment retrouvé dans les urines et le sang le même entozoaire ; il ajoute que ces parasites dont le nombre peut atteindre cent quarante mille se rencontrent dans toutes les parties du système circulatoire, dans les larmes comme dans les produits de la sécrétion urinaire. Pendant des mois, voire même des années, ils peuvent ne provoquer aucun trouble ; mais à un moment donné, ils obstruent les vaisseaux capillaires, de là des accidents d'une gravité exceptionnelle, quelquefois même la mort.

Cette opinion a donc une certaine analogie avec celle d'Almeida et de Wucherer qui regardent l'hématurie chyleuse comme étant déterminée par une strongilide.

Nous ne doutons nullement de la véracité des faits observés par le docteur Lewis ; il a toujours constaté, dit-il, la présence d'hématozoaires dans tous les cas de chylurie, nous le voulons bien. Mais il est un fait non moins certain, le voici : le docteur Chauvet et mon ami Bottard ont examiné plus de quatre cents fois les urines et le sang de personnes atteintes d'hématurie chyleuse, et jamais ils n'ont constaté la présence soit d'un œuf, soit d'un embryon de distome. D'ailleurs, fussent-ils arrivés au même résultat que Lewis, Bancroff et Da Silva Lima qu'il nous répugnerait encore d'admettre que ce nématoïde soit la cause directe des urines chyleuses.

En effet, il faudrait donc accepter que ce parasite possède une action élective sur les capillaires, principalement sur les vaisseaux lymphatiques. Il irait d'abord, dans le cas d'hématurie chyleuse, percer les capillaires veineux et artériels pour s'attaquer ensuite au système lymphatique, sans toucher toutefois d'une manière grave au parenchyme rénal lui-même. Il faut avouer que pour un animalcule, c'est faire preuve de beaucoup de suite dans les idées. Ainsi il adopterait un plan de bataille auquel il resterait constamment fidèle : première ligne à emporter : veinules et artérioles ; deuxième et dernière ligne : vaisseaux lymphatiques. Si un ver doit s'attaquer à ces canaux, il nous semble qu'il doit commencer tantôt par les vaisseaux sanguins pour terminer par les lymphatiques, tantôt par les canaux qui contiennent la lymphe, pour s'en prendre ensuite à ceux dans lesquels circule le sang ; enfin il pourra se faire qu'en être aveugle, il perfore à la fois l'un et l'autre ordre de conduits. En sorte que la maladie pourra débuter soit par de l'hématurie, soit par de la chylurie, soit même par une hématurie chyleuse.

Est-ce qu'on constate cela ? Nullement.

Voici ce qu'on observe : d'abord des douleurs qui ont beaucoup de ressemblance avec des douleurs musculaires ; puis vient l'hématurie qui disparaît petit à petit pour faire place à la chylurie.

Donc primitivement les urines sont sanguinolentes ; elles perdent peu à peu ce caractère pour devenir purement chyleuses. Elles resteront telles jusqu'à l'extinction de la maladie.

Supposons encore que ces sortes de filaires soient au commencement non pas en dehors des capillaires, comme nous venons de le supposer, mais contenues dans le sang et la lymphe, il est clair qu'en pareilles circonstances, ils peuvent produire des hémorrhagies et des lymphorrhagies par obstruction. Mais même avec cette hypothèse, l'ordre constant qui préside à l'apparition des symptômes de l'affection resterait toujours incompréhensible.

Pourquoi d'abord l'obstruction des vaisseaux sanguins et leur rupture ; pourquoi celles des lymphatiques ne viennent-elles qu'en second lieu ?

Nous ne demanderions pas mieux que de partager l'avis de Lewis, d'autant plus que nous sommes, nous aussi, emporté par les tendances actuelles qui font envahir la pathologie d'organismes zooparasitaires ; mais les faits que nous venons d'exposer ne nous permettent point d'accepter cette théorie. Non, la présence dans le sang et les urines de ces nématoïdes n'est pas la cause directe, efficiente de cette endémie ; cette présence est une simple coïncidence.

Accepterons-nous davantage les idées émises par Waters ? Pour ce savant, la lésion primitive des reins consisterait en un relâchement des capillaires, relâchement qui permettrait ensuite à la fibrine, à l'albumine, à la graisse et aux globules de sang de traverser les parois de ces vaisseaux.

Telle n'est pas notre opinion ; nous voulons bien qu'il y ait relâchement des capillaires, mais ce que nous ne pouvons admettre, c'est que les graisses qui rendent laiteuses les urines viennent directement du sang.

Nous avons cité le cas d'un Ecossais ; ce jeune homme, âgé de trente-deux ans, fut soigné par Bence Jones qui fit minutieusement l'analyse des urines et procéda avec la plus grande attention à l'examen du sang.

Or le sérum de ce sang n'était pas plus gras que ne l'est le sérum à l'état normal. Comment aurait-il pu alors fournir la graisse en si grande quantité dans les produits de la sécrétion urinaire ?

Le docteur Chauvet et M. Bottard ont, eux aussi, examiné très souvent le sang des chyluriques, ils n'ont point trouvé qu'il fût différent du sang normal.

Mais si la cause de l'hématurie chyleuse n'est ni un mal de Bright, ni un strongle, ni un distome, ni un relâchement des capillaires permettant à un sang riche en graisse de se débarrasser de cette dernière dans les reins, où est-elle donc, en quoi consiste-t-elle?

Nous sommes intimement persuadé que pour arriver à la solution de ce grand problème, il faut envisager la question comme l'ont envisagée Gubler et le docteur Mazaé; il faut en outre suivre les conseils de Follin disant :

« Si l'hypothèse de Gubler qui considère comme une lymphorrhagie l'émission de l'urine laiteuse si commune à l'Ile-de-France, était démontrée, on aurait une preuve évidente de l'influence d'une haute température sur le développement des varices lymphatiques. Les observations micrographiques qui accompagnent la note de Gubler, témoignent en faveur de cette opinion, et l'on devra maintenant rechercher dans ces cas d'urines laiteuses, s'il n'existerait pas un développement exagéré du système lymphatique sur certains points de la peau. »

Ces conseils ont été mis en pratique par le docteur Azéma Mazaé; ils l'ont été surtout par MM. Chauvet et Bottard. Des examens nombreux et minutieux ont appris à ces derniers : 1° que tous leurs malades présentaient, dans certains endroits, un développement exagéré du système lymphatique; 2° qu'ils étaient toujours d'un tempérament lymphatique (1) ; 3° qu'ils avaient eu avant l'apparition de la chylurie des attaques plus ou moins fréquentes de fièvre paludéenne ; 4° que l'hématurie chyleuse débute toujours par des douleurs lombaires, sourdes, intermittentes, ayant les allures des douleurs musculaires ; qu'ensuite vient l'hématurie qui disparaît graduellement pour faire place à la chylurie proprement dite ; 5° que la présence de la matière grasse dans l'urine est toujours plus abondante après les repas, c'est-à-dire après l'absorption du chyle ; 6° que la matière grasse contenue dans les urines, se rapproche beaucoup plus du chyle que de la lymphe ; 7° que le sérum du sang ne renferme pas de substance grasse ; 8° que l'on peut constater l'absence de distomes dans le sang comme dans les urines ; 9° que malgré la perte immense de substance grasse, les personnes maigrissent difficilement ; 10° que cette affection disparaît facilement sous l'influence d'un sirop iodé.

Pour nous, la chylurie est une affection du réseau lymphatique ; s'il y a altération, c'est sur ces capillaires qu'elle porte et non sur le parenchyme propre du rein.

Voilà pourquoi cette maladie est si commune dans les pays intertropicaux où le système lymphatique est soumis à des épreuves pénibles dont l'ectasie et la lymphangite sont trop souvent la conséquence ; voilà pourquoi elle frappe plus particulièrement les tempéraments lymphatiques qui offrent un terrain propice à ces différentes affections.

Mais quelles sont les modifications du système lymphatique qui peuvent produire des urines laiteuses ?

1. Bourel-Roncière dit qu'à Rio-de-Janeiro, la chylurie n'atteint que les gens lymphatiques.

Nous sommes parfaitement de l'avis de Gubler; nous répondrons donc avec lui qu'il faut attribuer la chylurie à l'ectasie lymphatique, à de véritables varices développées dans l'appareil urinaire.

Ce qui semble confirmer cette hypothèse, c'est que ces dilatations, ces ectasies sont souvent évidentes en d'autres parties du corps des chyluriques, ne les avons-nous pas constatées dans nos observations?

Si nous n'avions que ces cinq observations, nous ne serions pas en droit de parler avec assurance; mais le docteur Chauvet et son élève, M. Bottard, ont constaté ces développements du système lymphatique sur un assez grand nombre d'individus aux urines chyleuses.

Le docteur Azéma lui-même ne dit-il pas : « On pourrait peut-être expliquer la génèse de la chylurie en se reportant aux caractères particuliers que présente le système lymphatique dans les régions intertropicales.

La dilatation générale des vaisseaux y est presque physiologique et prend, dans les cas morbides, les proportions variqueuses que constate l'autopsie. La coïncidence fréquente des urines chyleuses et des varices lymphatiques est un fait acquis, malgré les dénégations opposées. Il y a entre elles une communauté d'origine, des liens de parenté qui nous avaient conduit dans nos vues étiologiques, à les confondre dans un berceau commun. En y regardant de plus près, en analysant les observations que nous avons recueillies, nous avons été affermi dans cette opinion. Nous ne prétendons cependant pas que cette coïncidence soit fatale, puisque l'expérience montre des cas d'urines chyleuses qui ne sont pas accompagnées de tumeurs lymphatiques, aussi bien que des exemples de tumeurs sans chylurie ; mais nous avons rencontré si souvent des malades atteints de ces tumeurs et dont les urines avaient été ou devenaient chyleuses, que nous n'hésitons pas à admettre une certaine corrélation entre elles. »

Ainsi donc, voici un médecin de l'hôpital colonial de Saint-Denis qui affirme avoir été frappé de la coïncidence des varices lymphatiques et des urines chyleuses. Il est certain que si l'examen des médecins qui habitent les pays chauds avait également porté sur ces tumeurs lymphatiques cette coïncidence ne leur eût pas échappé.

On comprend maintenant pourquoi l'hématurie chyleuse est peu fréquente dans nos pays ; chez nous en effet, les causes qui amènent ces ectasies n'existent pas toutes ; les causes physiques constituées par l'action de la pesanteur et l'interposition des ganglions existent sans doute, mais nous n'avons ni les entraves portées à la nutrition par l'influence d'une haute température, ni la diminution de l'oxygénation du sang, ni l'alimentation insuffisante qui forme la base du régime généralement en usage, ni les pertes sudorales qui agissent à l'égal des sécrétions exagérées, ni l'inertie musculaire qu'impose l'ardeur du climat, ni ces miasmes qui rendent si fréquente la fièvre paludéenne, en un mot aucune de ces influences qui produisent rapidement l'anémie dont un des résultats est un surcroît d'activité fonctionnelle du système lymphatique auquel est dévolu le rôle de ramener dans le torrent circulatoire l'excès considérable du sérum épanché dans les tissus.

Enfin nous savons bien que les tempéraments lymphatiques sont en très grand nombre sous un ciel toujours brûlant ; il n'en est pas de même dans les pays froids ou tempérés. Or de pareilles organisations constituent, nous l'avons déjà dit, un terrain des plus favorables pour le développement des varices lymphatiques.

Il est un autre argument en faveur de l'hypothèse de Gubler touchant la chylurie. Ce qui prouve, en effet, que cette affection dépend bien d'une altération des vaisseaux lymphatiques, c'est que l'iode semble être la meilleure arme pour les combattre.

Or, nous savons tous quels services immenses rend ce métalloïde dans les maladies qui dépendent du système lymphatique, telle que la scrofule ; il y aurait donc une certaine analogie entre cette affection et celle qui fait le sujet de notre thèse ; toutes deux seraient sous la dépendance d'une modification pernicieuse du système lymphatique. Voilà pourquoi les médicaments à base iodée amènent dans l'un et l'autre cas des améliorations sensibles ; c'est que le but à atteindre est le même, venir au secours des vaisseaux lymphatiques. Or, n'est-il pas vrai que la pierre de touche est le médicament. Quand on doute si on se trouve en présence d'une lésion syphilitique, n'a-t-on pas recours immédiatement à l'iodure de potassium, ou au chlorure de mercure? Si le mal cède, on est en droit de dire qu'on se trouve devant un syphilitique. Pourquoi aujourd'hui la plupart des médecins sont-ils portés à attribuer le goître à l'absence plus ou moins complète de l'iode dans l'eau qui sert de boisson? C'est parce que l'iode a une action salutaire sur la marche de cette affection. Donc, c'est souvent par les effets d'une substance qu'on reconnaît la cause d'un mal, ou du moins sur quelle partie de l'organisme il siège.

Cette vérité n'avait point échappé à Hipprocrate, puisqu'il disait :

Naturam morborum curationes ostendunt; nous aussi, nous en somme profondément pénétré.

L'iode guérit ou soulage la scrofule qui est une affection du système lymphatique; le même métalloïde guérit radicalement la chylurie; nous avons donc le droit de déclarer que celle-ci est une affection du même système, et qu'il n'est pas raisonnable de l'attribuer à la présence dans l'organisme, surtout dans le sang, d'un helminthe. Est-ce que jusqu'alors on a employé l'iode pour faire périr les vers ? Je ne pense pas qu'on y ait jamais songé; encore une fois, il s'agit d'une altération des lymphatiques, altération qui consiste en des varices lymphatiques.

Ainsi donc, la dilatation de l'appareil lymphatique du rein, voilà la lésion qui produirait des urines chyleuses.

Mais s'il en est ainsi, de ces varices doit nécessairement sortir de la lymphe, puisqu'elles constituent en réalité un réservoir pour ce fluide. C'est pour cette raison que Gubler s'est attaché à démontrer que la matière qui rend laiteuses les urines est de la lymphe et non du chyle, tout en reconnaissant qu'elle a pourtant les caractères de ce dernier. Pour justifier son assertion il disait : « Je ne nie pas qu'en général la lymphe humaine soit moins opaque; mais je ferai remarquer que dans le cas de lymphorrhagie cutanée, étudié par nous, le liquide des vaisseaux blancs offrait justement une très grande opacité. Il en était de même dans un autre exemple observé par M. Brown-Séquard en Amérique. On est donc porté à croire que dans les régions tropicales, la lymphe prend ce caractère chez les sujets affectés de varices lymphatiques et que tout le système lymphatique se trouve altéré à la fois. »

Nous ferons remarquer de suite que le Dr Chauvet a eu plusieurs fois l'occasion d'examiner le contenu des vaisseaux lymphatiques atteints d'ectasie ; or, ce liquide n'avait point le caractère laiteux dont parle Gubler.

M. Bottard, en outre, se rappelle parfaitement avoir vu un docteur de la Réunion opérer une varice lymphatique du cordon, croyant avoir affaire à une hydrocèle ; la lymphe avait un aspect normal.

L'assertion de Gubler ne serait donc pas parfaitement exacte.

Il est une objection qu'on n'a point faite au savant professeur et à laquelle il lui eût été difficile de répondre ; c'est que l'opacité des urines est bien plus prononcée après les repas, ce qui indique nécessairement que la graisse y est contenue en ce moment en plus grande proportion. Le caractère laiteux, comme le fait observer Beale, serait donc en connexion intime avec l'absorption du chyle.

On voit donc que les uns admettent la présence du chyle dans les urines, les autres croient au contraire que c'est simplement de la lymphe. Il nous semble que la vérité est entre ces deux opinions, en un mot que c'est ici le cas de dire : « *In medio stat veritas.* » Pourquoi ne pas admettre à la fois la lymphe et le chyle dans les produits de la sécrétion urinaire ? Cette hypothèse est conforme à la cause de la chylurie ; nous allons le prouver en peu de mots.

Les varices lymphatiques des reins sont, en somme, un

département du grand système dans lequel se meut la lymphe ; elles contiennent donc forcément une certaine quantité de ce fluide, partant, si elles laissent perdre une partie de leur contenu, il est évident qu'aux produits de la sécrétion urinaire doivent s'ajouter les éléments de la lymphe.

Nous sommes donc jusque là d'accord avec Gubler. D'un autre côté, ces varices rénales et les chylifères sont aussi des dépendances d'un même arbre dont le tronc est constitué par le canal thoracique ; il y a donc entre les lymphatiques des reins et ceux du tube intestinal un trait d'union qui, à la rigueur, peut permettre au chyle d'arriver jusqu'aux reins. Ceci devient encore moins difficile si les réseaux rénaux sont atteints d'ectasie, ce qui produit en réalité une sorte d'appel, et si cettte ectasie (ce qui est bien probable) n'est pas limitée, mais s'étend de proche en proche jusqu'au canal thoracique qu'elle atteint lui-même dans une étendue plus ou moins considérable. Considérons encore que les produits de la digestion sont destinés à être versés dans l'appareil lymphatique, où ils doivent de toute nécessité se mélanger à la lymphe. Peut-on s'étonner alors si celle-ci est plus opaque, plus blanche après les repas ?

Enfin, étant donné qu'il se fait au niveau des reins une perte énorme de lymphe, on comprend sans peine que le mélange de cette lymphe et du chyle soit encore rendu plus facile, plus intime, partant que le liquide contenu dans les urines se rapproche beaucoup par ses caractères du chyle.

Nous concluons donc que les urines doivent leur opacité non pas seulement à la lymphe comme le veut Gubler, non pas seulement aussi au chyle, comme le prétend Beale, mais à un mélange de l'un et l'autre de ces liquides émulsionnés.

Gubler, qui n'a point étudié la maladie dans toutes ses phases, dit en parlant du caractère sanguinolent des urines : « Nous avons démontré, Quévenne et moi, que les globules sanguins font nécessairement partie de la lymphe, mais qu'ils représentent un volume moindre que dans le sang lui-même et ont une forme sphéroïdale. Or, les globules rouges dans l'urine morbide dont il s'agit en ce moment, ressemblent parfaitement à ceux de la lymphe. Enfin on retrouve ici les globules blancs qui appartiennent au fluide lymphatique comme au fluide sanguin.

Par conséquent, l'hématurie ne serait qu'un cas particulier de lymphorrhagie, et ne présenterait pas une véritable exhalaison du sang par les vaisseaux veineux ou artériels de l'appareil urinaire.

On pourrait s'expliquer l'apparence sanguinolente de l'urine, soit par la présence de la lymphe plus chargée encore de globules hématiques, soit par l'accumulation de matériaux solides de cette lymphe, lesquels étant coagulés et déposés au fond de la vessie, dans l'intervalle des mictions, ne seraient rendus qu'à certains moments, par suite d'une contraction plus soutenue et d'une exonération plus complète de la vessie. *Gazette médicale de Paris*, 1858, page 647. »

Les urines ne devraient donc pas au sang leur aspect sanguinolent? Eh bien, nous croyons que c'est là une grave erreur; pour nous, ce sont les éléments du liquide sanguin qui se sont mêlés à ceux des urines. Il est certain que la maladie qui nous occupe comprend deux faits d'une importance capitale : l'hématurie et la chylurie. La première marque le début de l'affection, la seconde la fin.

Ne voyons-nous pas les sujets accuser d'abord des douleurs dans la région lombaire, douleurs qui sont, encore une fois, sourdes, intermittentes, semblables en tous points à des douleurs musculaires. Cet état n'est point accompagné de fièvre, bientôt les urines deviennent franchement sanguinolentes.

En ce moment, elles ne renferment pas encore la moindre trace de matières grasses ; bref elles ne sont pas encore chyleuses. Il est donc évident qu'il s'agit ici d'une véritable hématurie, que cette couleur rouge est due aux éléments sanguins et non lymphatiques. Cette hémorrhagie diminue petit à petit, à mesure que la chylurie commence à se montrer.

Il est donc un moment où il y a simultanément hématurie et chylurie. Enfin les éléments du sang font place définitivement à ceux de la lymphe et du chyle, d'où l'on voit qu'en dernier lieu la maladie n'est plus caractérisée que par la lymphochylurie. Nous ne nions pas que les hématiques de la lymphe ne contribuent un peu à colorer les urines ; mais dans cet acte, ils n'ont qu'une part bien faible.

Il nous semble que nous pouvons expliquer les phénomènes de l'hématurie chyleuse de la manière suivante :

Grâce à une cause irritante, cause qui est sans doute variable, les reins se congestionnent fortement. Sous l'influence de cette hypérémie, les capillaires se distendent largement, puis cèdent les uns les autres, c'est-à-dire crèvent.

Il est un fait important à noter parce qu'il est en faveur de cette congestion : le docteur Chauvet et son élève

M. Bottard, ont constaté que les personnes atteintes de chylurie avaient eu, pour la plupart, avant l'apparition de cette maladie, des accès de fièvre intermittente. Or, personne n'ignore que l'infection paludéenne congestionne avec la plus grande facilité un grand nombre des organes contenus dans la cavité abdominale ; le foie et la rate sont atteints les premiers ; les reins ne sont pas plus à l'abri de ce flux sanguin.

C'est pour cette raison que dans les fièvres intermittentes, on a quelquefois observé l'hématurie. Celle-ci s'accompagne souvent d'ictère, c'est du moins ce que rapporte Barthélémy-Benoît, médecin de première classe. Cette hémorrhagie est un des premiers phénomènes dont les malades reproduisent plus facilement la description dans les commémoratifs fournis au docteur, et auquel ils prêtent instinctivement une signification particulière de gravité qui impressionne toujours le moral.

Les urines sanguinolentes ont des variétés d'aspect qui se rapprochent de la coloration du vin de Porto ou de Malaga, ou bien encore d'une dissolution concentrée de café. Les recherches analytiques démontrent parfaitement la présence du sang dans les produits de la sécrétion urinaire qui est d'ailleurs assez abondante.

Un fait chimique très intéressant à noter, c'est le retour des urines à leur coloration naturelle à la fin de l'accès, cette transition qui commence dès le troisième stade s'opère souvent en quelques heures ; l'hématurie ne reparaît alors que dans l'accès suivant ; elle est donc intermittente comme le type pyrétique ; cette coïncidence trouve son interprétation rationnelle dans l'hypérémie congestive qui accompagne le paroxysme fébrile et cesse avec lui, tandis qu'elle persiste pendant les rémissions, quoique sensiblement atténuée, si les rémissions sont prolongées.

Barthélemy-Benoît déclare que l'hématurie ne présente jamais, par son abondance et sa continuité, les caractères d'une hémorrhagie compromettante pour l'existence.

Il est donc hors de doute que les miasmes ont, dans les pays chauds, le pouvoir de congestionner fortement non pas seulement le foie et la rate, mais encore les organes sécréteurs de l'urine.

Quoi qu'il en soit, le début de la congestion est marqué par les douleurs, sur les caractères desquelles nous avons plusieurs fois insisté ; la rupture des capillaires s'annonce par des hématuries abondantes. Mais au fur et à mesure que les vaissaux sanguins se rompent, ils s'affaissent, laissant ainsi aux lymphatiques, peut-être déjà variqueux, un champ plus libre pour se distendre davantage sous l'influence de la pression qu'ils subissent. Parmi ces derniers, les uns se brisent comme l'avaient fait auparavant les capillaires veineux et artériels, les autres permettent simplement au liquide qu'ils contiennent de traverser leur paroi.

La lymphe devient donc en partie libre ; elle s'écoule dans les tubes urinifères où elle se mélange avec les produits de la sécrétion urinaire.

A partir de ce moment commence la chylurie, ou plutôt la lymphochylurie. Les urines ne cessent d'être laiteuses que du jour où les varices lymphatiques, cause de tout le mal, deviendront imperméables.

Pour arriver à ce résultat, il importe donc d'avoir recours le plus tôt possible à un remède efficace.

Les moyens employés pour combattre l'hématurie chyleuse sont nombreux ; mais ils sont loin d'avoir une égale importance. Dans le chapitre suivant, nous les passerons tous en revue, en terminant par celui qui semble produire les meilleurs effets.

CHAPITRE V

THÉRAPEUTIQUE

L'hématurie chyleuse est une maladie contre laquelle on emploie des remèdes variés. Dans nos observations, nous avons vu que ces remèdes n'ont pas tous même efficacité ; il en est même qui semblent parfaitement anodins, n'ayant aucune prise sur la maladie.

Nous allons grouper tous les médicaments en usage en pareille circonstance.

Les médecins des pays chauds ont souvent recours au tannin dans les cas de chylurie. Cet acide se donne ordinairement à la dose de 50 cent. sous forme pilulaire. Il est certain qu'il rend de véritables service ; sous son influence, la maladie diminue d'intensité.

Quelques auteurs aiment mieux remplacer le tannin par la ratanhia ou le cachou ; les effets obtenus prouvent qu'ils ont grand tort.

On a eu également recours à l'iodure de potassium ; c'est un médicament qui a quelquefois donné de bons résultats ; cependant, il est loin d'être aussi efficace que le sirop iodo-tannique.

Le chlorure de sodium est utile, mais il a besoin d'être secondé par une autre substance thérapeutique.

La térébenthine ne donne pas des résultats tellement satisfaisants qu'on ait le droit d'y avoir souvent recours ; son action est un peu plus énergique si elle est jointe à celle du chlorure de sodium; voici la formule dont on fait souvent usage.

Chlorure de sodium.	20 gr.
Térébenthine	20 gr.

en 10 pilules dont 10 par jour.

Il n'est pas rare de voir les praticiens se servir de copahu uni à la térébenthine. Ils font alors des pilules de 0,10 chacune et contenant des parties égales de l'une et l'autre substance. Quelques médecins trouvent ces pilules très bonnes si on a le soin d'ajouter à chacune d'elles 0,02 d'ergotine. On a employé cette dernière substance en injection sous-cutanée dans l'hématurie chyleuse.

Voici la formule généralement en usage :

Ergotine de Bonjean.	2 gr.
Glycérine.	10 gr.
Eau distillée.	15 gr.

On a aussi employé l'acide gallique et la belladone :

Acide gallique.	5 gr.
Extrait de belladone	0,15.

Pour 24 pillules 10 par jour.

Un petit nombre de médecins n'ont pas craint de faire appel aux propriétés de la cantharide, c'est un remède dangereux et d'ailleurs d'une efficacité plus que douteuse. Même remarque au sujet de la noix vomique. Il est certain que tous ceux qui liront nos observations seront frappés de l'amélioration rapide produite par le sirop iodo-tannique. Ce sirop conduit à la fois à une guérison prompte et radicale. Le docteur Chauvet en a fait l'expérience, non pas seulement sur les individus dont les noms sont relatés dans cette thèse, mais encore sur beaucoup d'autres que nous pourrions citer. Il est donc incontestable que le sirop iodo-tannique est le plus efficace des remèdes en usage dans l'hématurie chyleuse.

Quand donc on est appelé à soigner une personne atteinte de cette affection, il ne faut pas hésiter à faire usage de ce sirop ; il est bon de recommander à la fois les bains de mer, des bains froids, du bicabornate de soude après les repas, l'eau ferrée ou de goudron, enfin quelques exercices et une nourriture très-substantielle. Le repas du soir aura lieu longtemps avant de se coucher.

DÉSIDÉRATA

Nous avons démontré que :

1° La chylurie se manifeste sur les personnes lymphatiques ;

2° Les chyluriques sont porteurs de paquets ganglionnaires engorgés, ou de lymphangiectasie, ou d'éléphantiasis d'une partie quelconque du corps. C'est au moins ce que les docteurs Azéma Mazaé et Chauvet ont souvent constaté ;

3° La matière grasse se trouve à l'état moléculaire dans les urines chyleuses et non à l'état globulaire. Il est donc impossible de supposer une dégénérescence graisseuse du rein ;

4° Le sérum du sang n'est nullement laiteux ainsi que le prouvent les saignées ; il ne contient pas une proportion plus considérable de graisse qu'à l'état normal ;

5° La graisse émulsionnée paraît dans les urines surtout après le repas ; l'état chylurique de ces dernières augmente sensiblement sous l'influence des travaux du corps ;

6° Les proportions respectives d'albumine et de graisse sont absolument les mêmes que dans le chyle « c'est du moins ce que certains auteurs ont avancé. »

Mais cela ne peut suffire à un esprit qui veut se rendre compte de la genèse de l'hématurie chyleuse ; afin d'avoir plus de précision dans les idées, il serait à désirer que nous sachions sûrement :

1° Si dans les autopsies on a constaté soit le relâchement des capillaires rénaux, soit la dilatation variqueuse des vaisseaux lymphatiques des organes de la sécrétion urinaire ; si le canal thoracique lui-même est plus ou moins dilaté.

2° Si le chyle peut pénétrer directement dans les canaux urinaires dans le cas de ligature du canal thoracique, en un mot s'il y a chylurie.

3° Si une substance colorée et injectée dans le tronc thoracique du système lymphatique passe directement dans le rein et la vessie.

Remarque. — A la suite de la ligature du canal thoracique on a remarqué un œdème général et rapide du corps ; il eût été alors intéressant d'examiner les urines.

Quoi qu'il en soit, cet œdème a une certaine analogie avec l'éléphantiasis « des jambes, par exemple », qui n'est autre chose qu'une infiltration lymphatique des tissus.

CONCLUSIONS

1° L'hématurie chyleuse est une maladie des pays chauds.

2° Elle atteint particulièrement les personnes à tempérament lymphatique.

3° La plupart des chyluriques sont porteurs de paquets ganglionnaires, d'ectasie des vaisseaux lymphatiques ou d'éléphantiasis. Ces différentes affections siègent plutôt à gauche qu'à droite et sont l'indice d'une constitution franchement lymphatique.

4° Malgré la perte énorme de matières grasses par les urines, l'amaigrissement se fait difficilement.

5° Cette maladie est caractérisée d'abord par une sensation de pesanteur dans la région lombaire ou par des douleurs qui ressemblent parfaitement à des douleurs musculaires ; quelques jours après apparaît l'hématurie sans qu'il y ait trace de chyle dans les produits urinaires : enfin l'hémorrhagie diminue d'intensité et la chylurie ne tarde pas à se montrer.

6° La cause de l'hématurie est probablement une congestion des reins donnant lieu à la rupture des capillaires (Ceci expliquerait la fréquence de l'hématurie chez les personnes qui ont, ou ont eu des accès de fièvre intermittente). Les capillaires rompus laissent un champ plus vaste aux vaisseaux lymphatiques qui alors crèvent ou se laissent traverser par leur contenu pour donner lieu alors à la chylurie.

7° Le caractère laiteux des urines n'est pas dû simplement à de la lymphe, mais encore à du chyle qui par l'intermédiaire du système lymphatique peut atteindre directement les reins et se mélanger aux produits de la sécrétion.

8° Si certains esprits, d'ailleurs éminents, se sont crus autorisés à faire de la chylurie une affection parasitaire, parce qu'ils ont trouvé un parasite dans le sang et dans les urines, ils ont eu tort, puisque ce parasite ne se retrouve pas constamment dans le sang ou l'urine des chyluriques.

9° Les effets merveilleux produits par l'usage continu d'un sirop iodo-tannique est en faveur de l'hypothèse de Gubler, attribuant les urines chyleuses à une ectasie lymphatique des reins.

Cette théorie rend également compte du développement exagéré du système lymphatique sur certaines parties du corps des personnes atteintes d'hématurie chyleuse.

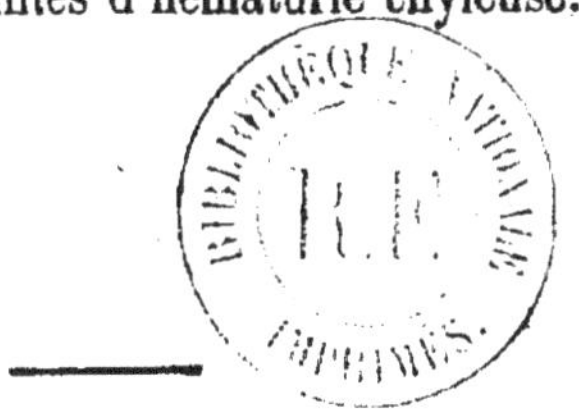

Imp. A. Derenne, Mayenne. — Paris, boulevard Saint-Michel, 52.

www.ingramcontent.com/pod-product-compliance
Ingram Content Group UK Ltd.
Pitfield, Milton Keynes, MK11 3LW, UK
UKHW021623260726
13994UKWH00003B/1037

9 782329 12123